Scham und Würde in der Pflege

Mabuse-Verlag
Erste Hilfen Band 7

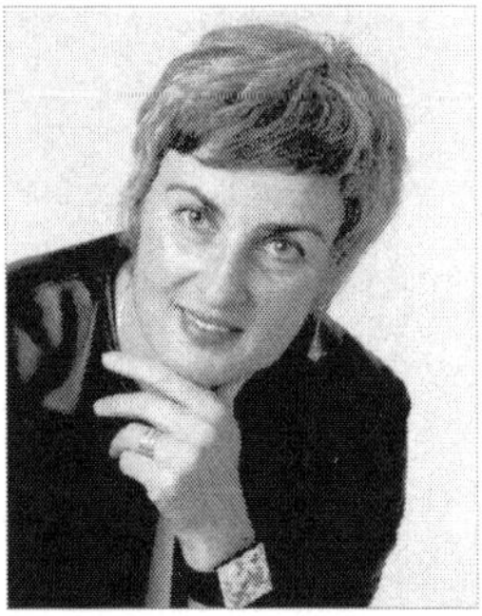

Ursula Immenschuh, geb. 1964, hat viele Jahre als ausgebildete Gesundheits- und Krankenpflegerin gearbeitet. Seit 1999 ist sie als Dozentin in der Fort- und Weiterbildung sowie in der hochschulischen Bildung für Pflegekräfte tätig. Ihre Schwerpunkte: Berufspädagogik und Ausbildung von Führungskräften in der Pflege, Beratung sowie die Themen Menschenwürde und Scham. Seit 2004 ist Ursula Immenschuh Professorin für Pflegepädagogik und Pflegewissenschaft an der Katholischen Hochschule in Freiburg.

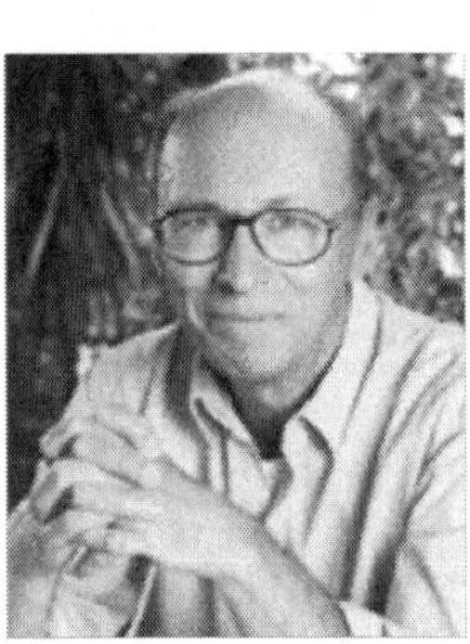

Stephan Marks, geb. 1951, ist Sozialwissenschaftler, Supervisor, Autor und Fortbildner. Er leitete das Forschungsprojekt Geschichte und Erinnerung (Interviews mit NS-Anhängern) und bildet seit vielen Jahren Berufstätige, die mit Menschen arbeiten, zum Thema Menschenwürde und Scham fort, vorwiegend im deutschsprachigen Raum und in Lateinamerika.

Ursula Immenschuh und Stephan Marks

Scham und Würde in der Pflege

Ein Ratgeber

Mabuse-Verlag
Frankfurt am Main

Bibliografische Information der Deutschen Nationalbibliothek

Die Deutsche Nationalbibliothek verzeichnet diese Publikation in der Deutschen Nationalbibliografie; detaillierte bibliografische Angaben sind im Internet unter http://dnb.d-nb.de abrufbar.

Informationen zu unserem gesamten Programm, unseren Autor:innen und *zum Verlag finden Sie unter: www.mabuse-verlag.de.*

Wenn Sie unseren Newsletter zu aktuellen Neuerscheinungen und anderen Neuigkeiten abonnieren möchten, schicken Sie einfach eine E-Mail mit dem Vermerk „Newsletter“ an: *online@mabuse-verlag.de.*

4., überarbeitete Auflage 2025

Kasseler Straße 1a
60486 Frankfurt am Main
Tel.: 0 69 - 70 79 96 -22
Fax: 0 69 - 70 41 52
vertrieb@mabuse-verlag.de
www.mabuse-verlag.de
www.facebook.com/mabuseverlag

Lektorat: Katharina Budych, Springe; Franziska Brugger, Frankfurt am Main
Umschlaggestaltung: Marion Ullrich, Frankfurt am Main
Satz: Tischewski & Tischewski, Marburg

Druck: Stückle Druck und Verlag, Ettenheim
ISBN: 978-3-86321-177-6
Printed in Germany

Inhalt

Dank

Wir danken all den vielen Menschen, die uns bei der Entstehung des Buches mit ihren Fragen und Gedanken im Gespräch Anregungen gegeben haben.

In dieses Buch sind Gedanken und Äußerungen von Teilnehmerinnen und Teilnehmern unserer Seminare, von Aus- und Weiterbildungen über Menschenwürde und Scham sowie von einem Team von Pflegefachpersonen einer Sozialstation eingeflossen. Dafür danken wir ihnen sehr.

Für die langjährige, fruchtbare Zusammenarbeit und die Unterstützung für dieses Buch danken wir ganz besonders Thomas Schneider.

Wir danken von Herzen Heidi Mönnich-Marks und Martin Immenschuh, die dieses Buch in besonderer Weise unterstützt und uns begleitet haben. In unzähligen Gesprächen haben sie wichtige Einsichten für den Text und viele Konkretisierungen beigetragen.

Ursula Immenschuh und Stephan Marks

Vorwort

In letzter Zeit erscheinen immer mehr Publikationen zum Thema Scham und Pflege. Wir begrüßen diese Entwicklung, weil auch wir uns seit Jahren bemühen, diesem wichtigen Thema zu mehr Beachtung zu verhelfen, es aus dem Tabu herauszuholen. Mit diesem Buch wollen wir einen weiteren Beitrag dazu leisten, die Scham – in ihren schmerzhaften, aber auch in ihren entwicklungsfördernden Potenzialen – darzustellen und diese Einsichten mit konkreten Pflegesituationen in Verbindung zu bringen.

Wir wollen dabei sowohl Laienpflegende als auch professionell Pflegende ansprechen, weil das Phänomen Scham in allen Pflegesituationen Beachtung finden sollte. Denn es geht dabei immer um intime Situationen, um das Regulieren von Nähe und Distanz, um die Annahme und das Geben von Hilfe und damit um potenziell schambesetzte Situationen – auch wenn die einzelne Pflegesituation jeweils unterschiedlich ist, je nachdem ob professionell Hilfe geleistet oder ob sie von bereits vertrauten Menschen und ohne professionellen Hintergrund erbracht wird. Mit diesem Buch wollen wir dazu beitragen, dass beide Gruppierungen Schamgefühle bewusst(er) begleiten: ihre eigenen und die Schamgefühle derjenigen, welche die Hilfe in Anspruch nehmen (müssen).

Laienpflegende werden in diesem Buch auch pflegende Angehörige genannt. Die professionell Pflegenden sprechen wir fast durchgehend als Pflegefachpersonen an und meinen damit alle Pflegeberufe: die dreijährig examinierten Pflegefachpersonen genauso wie die einjährig ausgebildeten, die verantwortlich leitenden Pflegefachpersonen ebenso wie die Pflegefachpersonen mit Studium.

Wir haben uns außerdem entschieden, in diesem Buch über Menschen, die Hilfe in Anspruch nehmen (müssen), nicht als „Patientinnen“ und „Patienten“ zu sprechen. Diese Begriffe drücken ähnlich wie die Bezeichnung „Pflegeempfänger“ ein passives Rollenverhältnis aus und sind daher zu Recht schon seit Langem in die Kritik geraten. Darüber hinaus findet Pflege häufig in Heimen und im häuslichen Bereich statt, in dem wir es nicht mit „Patientinnen“, sondern mit „Bewohnerinnen“ sowie mit „Bürgerinnen“ zu tun haben.

Den Begriff „Kunde“ halten wir ebenfalls für problematisch. Er betont die ökonomische Seite der Pflege zu sehr und suggeriert, dass die auf Hilfe angewiesenen Menschen die Wahl hätten, eine bestimmte Pflege zu bevorzugen, ähnlich der Entscheidung, welches Auto sie kaufen und bei wem. Stattdessen folgen wir der Empfehlung von Anne Kellner und bezeichnen die Empfängerinnen und Empfänger von Pflege als „Klientinnen“ (Kellner 2011).

Wir sprechen von Klientinnen und Klienten, denn dies „ist ein Begriff, der in der Regel einer professionellen Beziehung vorbehalten ist. Er blendet die Asymmetrie der Beziehung nicht aus, baut ein Maß an Fürsorge ein mit dem Anspruch, die Autonomie des Klienten zu berücksichtigen und zu fördern“ (Kellner 2011, S. 254). Im Bereich der häuslichen Versorgung sprechen wir von Angehörigen und möchten damit auch nicht verwandtschaftliche Pflegeverhältnisse mit einschließen.

Wir verwenden in diesem Buch meistens die weibliche Form und tragen damit der Tatsache Rechnung, dass der weit überwiegende Anteil der Pflegenden – der Laien wie der professionell Pflegenden –, aber auch der Klienten Frauen sind. Wir hoffen aber, dass sich Männer gleichermaßen angesprochen fühlen.

Die Sprachregelung ist für uns wichtig, weil für einen menschenwürdigen Umgang in der Pflege und mit der Scham die Achtung vor dem anderen grundlegend ist – auf welcher Seite des Pflegeverhältnisses er oder sie auch jeweils stehen mag. Damit soll nicht verschleiert werden, dass ein Pflegeverhältnis per se hierarchisch ist. Vielmehr möchten wir betonen, dass die Pflegebeziehung von der Mündigkeit und dem Respekt aller Beteiligten lebt.

Persönliche Anmerkungen der beiden Autoren sind mit U.I. (Ursula Immenschuh) beziehungsweise S.M. (Stephan Marks) gekennzeichnet.

Scham – das tabuisierte Gefühl

„Stellen Sie sich Scham als eine Flüssigkeit vor, sagen wir ein süßes, schäumendes Getränk, das aus Automaten gezogen wird. Sie drücken den richtigen Knopf und ein Becher plumpst unter den pissenden Strahl einer Flüssigkeit." So schreibt der indisch-britische Schriftsteller Salman Rushdie in seinem Roman „Scham und Schande" (Rushdie 1990, S. 145). Auf dieses Bild der Scham als einer Flüssigkeit werden wir im Verlauf des Buches immer wieder zurückkommen und damit einige Aspekte der Scham veranschaulichen.

Wie Gesellschaften mit Scham umgehen

Was passiert, wenn zu viel von der Flüssigkeit Scham ausgegossen wird? Wenn der Becher zu klein oder schon beinahe gefüllt ist? Dann fließt der Becher über und die Flüssigkeit ergießt sich über den Fußboden. Laut Rushdie stellt dies aber kein Problem dar. Viele Kulturen haben Vorsorge getroffen für diesen Fall. Sie haben jeweils eine Bevölkerungsgruppe ausgewählt, deren Aufgabe es ist, die Scham, die keiner will, zu der sich keiner bekennt, aufzuwischen, aufzusaugen und zu verkörpern. Traditionell sind dies oft Gruppen, die mit Blut, Kot oder Schmutz arbeiten.

In hinduistischen Gesellschaften zum Beispiel werden die Parias, die sogenannten „Unberührbaren", so sehr zum „Abschaum" der Gesellschaft gemacht, dass nicht einmal der Schatten eines Parias auf einen „richtigen" Menschen fallen darf. In Peru gelten die Hochlandbewohner als diejenigen, die allen Dreck, alle Gewalt, alles Böse in die ansonsten „guten" Küstenstädte herunterbringen. Im Nationalsozialismus wurde diese Rolle unter anderem den Juden, den sogenannten „Zigeunern" und den Osteuropäern zugewiesen.

Auch in dem kleinen Dorf, in dem ich (S.M.) in den 1950er und 1960er Jahren aufwuchs, gab es eine Familie, die als „Schandfleck" des Dorfes galt. „Diese Leute", „Zigeuner", wohnten am Rande des Dorfes, für „die" hat man sich geschämt, mit „denen" hat man nicht geredet. Die Familie hatte dreierlei „Makel": Erstens waren diese Menschen arm, zweitens waren sie Flüchtlinge und drittens wohnten sie in einem Holzhaus, während „anständige" Leute in Steinhäusern lebten.

Bis heute gibt es in vielen Dörfern und Städten einen bestimmten Ortsteil oder gewisse Straßen, deren Bewohner von der Mehrheit verachtet werden. Solche Personengruppen gibt es auch in vielen Einrichtungen oder Betrieben: Sie werden im Alltag häufig übersehen, werden zu Betriebsfeiern nicht eingeladen und sind zum Beispiel im Keller oder in einem alten Gebäudetrakt untergebracht. In nicht wenigen Kliniken sind dies etwa die Suchtkranken, die HIV-Infizierten oder auch die Küchenhilfen mit geistiger Behinderung. Auch in vielen Schulklassen gibt es ein oder zwei Schüler, die verachtet und ausgegrenzt werden.

Der Mechanismus, Schamgefühle zu entsorgen, erinnert an das alttestamentarische Sündenbock-Ritual. Dabei werden die Sünden einer Gemeinschaft symbolisch einem Ziegenbock aufgebunden, der dann in die Wüste gejagt wird. Auf diese Weise entledigt sich eine Gemeinschaft ihrer Sünden. Hier geht es jedoch nicht um Sünde, sondern um etwas, das viel existenzieller, viel schmerzhafter ist: die Scham. Um Schamgefühle „los" zu werden, werden sie auf bestimmte Personen oder Minderheiten projiziert, die dann verachtet und ausgegrenzt werden.

Indem bestimmte Menschen und Gruppen zu Trägern von Scham gemacht und ausgegrenzt werden, wird das Thema Scham sozusagen „entsorgt", zu einem Nicht-Thema gemacht. Selbst in Berufen, die tagtäglich massiv mit diesem Gefühl zu tun haben, ist es nicht selten, dass Scham kein Bestandteil der Aus- oder Fortbildung ist, so beispielsweise in manchen Ausbildungen von Pflegefachpersonen oder in Kursen für häusliche Pflege. Sogar in der Psychologie galt Scham lange Zeit als das „Aschenputtel" unter den Gefühlen, als tabuisierte Emotion (Marks 2021).

Auch in vielen Pflegeeinrichtungen wird nicht über Schamgefühle gesprochen. So berichtete eine Altenpflegerin während einer Fortbildung von ihrem Versuch, eine peinliche Situation im Kreise ihrer Kolleginnen anzusprechen: Sie erzählte ihnen von einem Bewohner, der wiederholt die Pflege zu sexualisieren suchte, unter anderem durch anzügliche Bemerkungen über ihren Busen. Mit dem Hinweis, damit müsse man eben „professionell" umgehen, wurde das Thema von der Pflegedienstleitung jedoch sofort vom Tisch gewischt – zugleich wurde die Mitarbeiterin als „unprofessionell" beschämt.

Indem Scham zu einem Nicht-Thema gemacht wird, entsteht freilich das Problem, dass mit der Scham auch ihre positiven Aufgaben aus dem Blick geraten.

Scham als „Wächterin" der Würde

Denn Scham ist zwar schmerzhaft, sie hat aber auch konstruktive Funktionen. Sie ist, so Leon Wurmser, die „Wächterin" der menschlichen Würde (Wurmser 1997, S. 74). Um diese positiven, die Würde behütenden Aufgaben der Scham fruchtbar zu machen, ist es notwendig, die Scham aus der „Schmuddelecke" herauszuholen. Sie zu erkennen, zu verstehen, wie sie „funktioniert", und sie dafür zu nutzen, die Würde der Menschen zu behüten: die Würde der uns anvertrauten Menschen wie auch die eigene Würde. Was dies im Einzelnen bedeutet, möchten wir in diesem Buch herausarbeiten.

Aber was bedeutet Menschenwürde? Gleich im ersten Absatz des ersten Artikels des Grundgesetzes heißt es: „Die Würde des Menschen ist unantastbar." Dieser Satz ist großartig – aber viele Bürgerinnen und Bürger empfinden die Würde als etwas Abstraktes, Unklares, als etwas, über das mit Pathos gesprochen wird. In den Fachbeiträgen und Diskursen wird Menschenwürde häufig als das Fehlen von etwas Negativem bestimmt: als Nicht-Mord, Nicht-Folter, Nicht-Menschenversuche und dergleichen. All dies ist unverzichtbar und zeigt, wie stark das deutsche Grundgesetz von 1949 (und ähnlich die Menschenrechtserklärung von 1948) als Gegenbegriff gegen den Nationalsozialismus und dessen furchtbare Verbrechen gedacht war.

Vom Alltag der Pflege ist ein solches Verständnis von Würde jedoch recht weit entfernt. Hier bedarf es eines Würdebegriffs, der feinfühliger ist und auch die alltäglichen, scheinbar „kleinen" Situationen in den Blick nimmt, die darüber entscheiden, ob ein Mensch entwürdigt oder in seiner Würde geachtet wird:

— ob beispielsweise eine Klientin ernst genommen wird in ihrem Bedürfnis, vor einer Herzkatheter-Untersuchung zwei Minuten Zeit für die Intimpflege zu haben,

- ob dem Bedürfnis eines Klienten Rechnung getragen wird, dem es wichtig ist, im Intimbereich von einer männlichen Fachkraft gepflegt zu werden,
- ob die Dienstplanung es ermöglicht, dass die Pflegefachpersonen Pausen einhalten können,
- ob die Pflegefachpersonen für ihre Pausen einen schön gestalteten, störungsfreien Raum haben, in den sie sich auch nach einer besonders belastenden Pflegesituation zurückziehen können, oder
- ob zum Beispiel die pflegende Ehefrau darin unterstützt wird – auch finanziell –, sich Ruhezeiten nehmen zu können.

Eine würdige Pflege zeigt sich nicht erst bei gravierenden Entscheidungen um Leben und Tod, etwa der ungewollten Lebensverlängerung, sondern auch darin, wie mit grundlegenden Bedürfnissen der Beteiligten umgegangen wird. Dies ist das Anliegen unseres Buches: Wir möchten ein differenziertes Verständnis von Menschenwürde vorstellen, das abgeleitet ist aus Sicht der Emotion, die psychologisch für die Würde sozusagen „zuständig" ist – der Scham.

Weitergabe von Scham

Noch einmal kurz zurück zu Salman Rushdies Roman „Scham und Schande". Darin schildert der Autor eine Geburt und den ersten Blickkontakt zwischen Vater und dem Neugeborenen: Der Vater, Patriarch und Militarist, reagiert voller Wut und Verachtung, als er sieht, dass sein Erstgeborenes „nur" ein Mädchen ist. Daraufhin errötet das Baby, gleich bei seiner Geburt schämt es sich.

In dieser Szene sind schon wichtige Aspekte der Scham geschildert: Ihre Entwicklung beginnt sehr früh, schon der erste Blickkontakt ist wesentlich. Wichtig ist die Qualität des Blickes: ob ein Mensch mit Liebe und Anerkennung oder wie in diesem Roman mit Wut und Verachtung angeschaut wird.

Scham hängt auch stark mit den Erwartungen und Werten der Familie, der Umgebung, der Gesellschaft zusammen. In diesem Roman sind es das Patriarchat und die Erwartung, dass das erstgeborene Kind ein Junge sein soll. Aber auch in Deutschland haben viele ältere Frauen die Erfahrung gemacht, als Erstgeborene von Anfang an nur mit enttäuschten, wütenden oder abwertenden Augen angeschaut worden zu sein – was später für die Pflege von älteren Klientinnen von Bedeutung sein kann. Erst in den letzten Jahrzehnten beginnt sich allmählich diese typisch patriarchalische Erwartung zu verändern, sodass auch erstgeborene Mädchen mit Liebe begrüßt werden.

Rushdies Roman zeigt auch, dass Scham häufig von oben nach unten weitergereicht, sozusagen „weitergegossen" wird: von den Älteren auf die Jüngeren, von den Stärkeren auf die Schwächeren. Diese Weitergabe von Scham kann sich transgenerational, von Generation zu Generation, über Hunderte von Jahren fortsetzen.

Ein solches „Weitergießen" von Scham kann in jeder Begegnung, in jeder Arbeit mit Menschen erfolgen: etwa durch die Art und Weise, wie wir mit Säuglingen umgehen; durch Erziehung und Schule; in der Berufsausbildung, Hochschule und durch vieles andere mehr. Die für uns entscheidende Frage lautet dabei: Tragen wir durch unsere Arbeit mit Menschen dazu bei, Schamgefühle an die uns anvertrauten Menschen weiterzugeben? Oder können wir diesen Teufelskreis unterbrechen und mehr Würde in zwischenmenschliche Beziehungen tragen? Und was bedeutet dies im Einzelnen?

Nachfolgend möchten wir zunächst einige grundlegende Informationen über die Scham vorstellen, aus Sicht von Psychologie, Sozialpsychologie, Pflegewissenschaft und Gehirnforschung. Wir werden dabei hin und wieder auch Beispiele aus anderen Berufsfeldern kurz einbringen, insbesondere aus der Schule. Gerade diese Lebenszeit ist in Bezug auf die Entwicklung von Scham von besonderer Bedeutung und kann sich auch auf die spätere Berufstätigkeit, etwa in der Pflege, auswirken.

Was ist Scham?

Wir werden im Laufe dieses Buches vier verschiedene Definitionen von Scham vorstellen, beginnend mit der ersten: Scham ist ein Gefühl.

Das Gefühl von Scham ist universell. Alle Menschen kennen sie – abgesehen von ganz wenigen Ausnahmen, wenn ein Gehirndefekt vorliegt.

Scham gehört zum Menschsein dazu. Wie grundsätzlich, wird auch daran deutlich, dass sie in vielen Religionen Thema ist, zum Beispiel in der jüdisch-christlichen Tradition. Gleich die „allerersten“ Menschen im Alten Testament erleben Scham: Adam und Eva erkannten, dass sie nackt waren, und schämten sich. Kain und Abel erfahren ebenfalls Scham: Kains Opfer wurde nicht angenommen und sein Gesicht „entflammte“ (d. h. er errötete) – daraufhin brachte Kain seinen Bruder Abel um (Bastian & Hilgers 1990).

Universell, aber individuell verschieden

Alle Menschen kennen Scham, aber sie ist individuell verschieden ausgeprägt, das heißt jeder Mensch hat seine eigene Geschichte mit ihr, seine individuelle „Schambiografie“. Demzufolge können wir in der Arbeit mit Menschen keinesfalls davon ausgehen, dass die eigenen Grenzen und Umgangsweisen mit Scham in gleicher Weise für unser Gegenüber gelten.

Jeder Mensch hat seine individuelle Lebensgeschichte, hinzu kommen auch genetische Unterschiede. Sie sorgen dafür, dass manche Menschen – um auf unser Bild von Scham als Flüssigkeit zurückzukommen – wie große Gefäße sind, andere wie kleine, die nur wenig schmerzhafte Gefühle fassen können. Boris Cyrulnik schätzt, dass letzteres für etwa jeden fünften Menschen zutrifft (Cyrulnik 2011). Viele Leserinnen und Leser werden selbst die Beobachtung gemacht haben, dass es Menschen gibt, die viel empfindsamer oder „dünnhäutiger“ auf eine Schamsituation reagieren als andere. Es ist wenig hilfreich, diese Menschen zu belehren, sie sollten sich doch nicht so „anstellen“ oder nicht so „überempfindlich“ sein. Vielmehr gilt es zuallererst, die Verschiedenheit anzuerkennen und zu würdigen, denn sie hat ihre – genetischen und/oder lebensgeschichtlichen sowie gesellschaftlichen – Gründe.

Auch Frauen und Männer schämen sich teilweise für verschiedene Eigenschaften oder Verhaltensweisen und gehen nicht selten verschieden mit Schamgefühlen um. Scham wird auch je nach Lebensalter unterschiedlich erlebt und verarbeitet und je nachdem ob die betroffene Person gesund oder krank, auf Hilfe angewiesen oder selbstständig ist.

Darüber hinaus macht es einen Unterschied, welchem Milieu und welcher Kultur ein Mensch entstammt. Zum Beispiel tragen bei den Tuareg in Nordafrika traditionell die Männer einen Gesichtsschleier. Wird ein traditionsbewusster Tuareg-Mann gezwungen, in der Öffentlichkeit seinen Schleier abzulegen, dann ist es in etwa so, wie wenn wir gezwungen würden, nackt in die Öffentlichkeit zu gehen (Vázquez-Figueroa 1989). Es gibt Kulturen, wo Männer einen langen Fingernagel tragen als Zeichen der Ehre. Es soll öffentlich sichtbar machen, dass sie nicht arbeiten müssen, da hier – im Gegensatz etwa zu Deutschland – Arbeiten als schändlich gilt. Es gibt Kulturen, in denen der Blickkontakt als aufdringlich gilt oder in denen es unhöflich ist, Passanten auf der Straße nach einer Wegbeschreibung zu fragen, weil dies die befragte Person in die Peinlichkeit bringen könnte, die Antwort nicht zu wissen.

Es ließen sich viele weitere Beispiele dafür nennen, dass Menschen ganz unterschiedliche Grenzen und Umgangsweisen mit Scham haben. Man mag dies vielleicht befremdlich oder „merkwürdig" finden – Tatsache ist, dass wir durch Unverständnis oder Verachtung gegenüber der Art und Weise, wie andere mit Scham umgehen, heftige Missverständnisse, Kränkungen oder Konflikte hervorrufen können. Es ist demnach nicht hilfreich, die je eigenen Schamgrenzen und den eigenen Umgang mit diesem Gefühl unhinterfragt zum Maßstab zu machen und andere Menschen, was deren Umgang betrifft, als „komisch" abzuwerten. Positiv formuliert: Es ist sinnvoll, eine gewisse Sensibilität für Scham und deren Grenzen bei Menschen, die wir pflegen, zu entwickeln.

Eine Form von Angst

Scham ist eines der schmerzhaftesten Gefühle. Sie ist eine Form von Angst, die so heftig sein kann, dass die betroffene Person vielleicht nicht einmal klar denken, geschweige denn sprechen kann. Stattdessen führt Scham häufig zu körperlichen Reaktionen (Mariauzouls 1996) wie etwa Erröten, Schwitzen, Senken des Blickes, Abwenden des Körpers oder Krümmung des Rückens, wie bei einem Igel, der sich rund macht. Ingrid Riedel interpretiert in ihrem Buch „Hans mein Igel" das gleichnamige Märchen der Brüder Grimm (Riedel 1991). Darin vergleicht die Psychotherapeutin bestimmte Verhaltensweisen von Igeln und Menschen. Igel haben eine weiche, zarte, verletzliche Unterseite. Wenn man einem Igel zu nahe kommt, dann faucht er und igelt sich ein. Ganz ähnlich kann es geschehen, dass Menschen sich „einigeln" – vielleicht um etwas Zartes, Verletzliches zu beschützen (es gibt ja auch Menschen, die etwas „Stacheliges" an sich haben).

Die Körpersprache des „Einigelns" zeigt, dass der Mensch im Zustand der Scham ganz um sich selbst kreist. Dies bringt auch die Sprache zum Ausdruck, wenn es heißt: „Er schämt *sich*." Insofern ist Scham oft mit Narzissmus verbunden in dem Sinne, dass ein Mensch sich radikal auf sich selbst bezieht. Der Psychoanalytiker Leon Wurmser nennt Scham die „verhüllte Begleiterin des Narzissmus" (Wurmser 1997, S. 24).

Daher macht Scham auch einsam. Sie isoliert, trennt und entsolidarisiert, sie unterbricht die Beziehung – jedenfalls solange sie nicht bewusst ist. Wer im Abgrund der Scham versunken ist, dessen Beziehung zum Gegenüber, zum Du, ist unterbrochen. Wenn wir also mit einem Menschen arbeiten möchten, zum Beispiel in der Pflege, dann ist es hilfreich, nicht zu viele Schamgefühle auszulösen. Sie können dazu führen, dass die andere Person vielleicht aus der Beziehung aussteigt und im Abgrund der Scham versinkt. Sie, die Leserinnen und Leser dieses Buches, kennen vermutlich diesen Augenblick, wenn eine Klientin den Kontakt plötzlich abbricht und von einem Moment auf den anderen innerlich wie „weg" ist, sich „einigelt". Auslöser war vielleicht „nur" ein – aus unserer Sicht – unbedeutendes Ereignis, möglicherweise nur eine Geste, ein Wort oder ein Blick.

Scham und Beschämung

Scham umfasst eine Reihe von Zuständen wie Peinlichkeit, Verlegenheit, Selbstwertzweifel, Schüchternheit, Unsicherheit und vieles mehr (mehr dazu im Kapitel „Wie wird Scham ausgelöst?"). Sie kann von unterschiedlicher Dauer sein: ein flüchtiger Affekt, der kommt und vergeht, etwa wenn uns etwas Peinliches passiert ist, zum Beispiel mitten in einer Theatervorführung das Handy klingelt. Scham kann aber auch abgrundtief und chronisch sein. So gibt es Menschen, die dauerhaft mit dem Gefühl durchs Leben gehen: „Ich bin der letzte Dreck."

Schamgefühle können in jeder Begegnung, in jeder Arbeit mit Menschen auftauchen. Oft denken wir, Scham sei nur etwas ganz Intimes, Privates. Dies trifft zu, und zugleich ist sie eines der wichtigsten sozialen Gefühle. So reguliert Scham zum Beispiel, wie viel wir in einer Situation jeweils von uns zeigen oder verbergen.

Gewiss können wir Scham nicht „abschaffen", dies ist auch nicht Anliegen dieses Buches. Gerade die Pflege ist unvermeidbar mit dem Gefühl von Scham verbunden. Was wir jedoch verändern können, ist unser *Umgang* mit Schamgefühlen. Wir können lernen, sie zu wahrzunehmen, zu verstehen und gut mit ihnen umzugehen. Das beginnt damit, dass wir Scham, auch die eigene, anerkennen und Beschämungen vermeiden. Worin aber unterscheiden sich Scham und Beschämung?

Nehmen wir zum Beispiel eine Pflegefachperson, die aus Nachlässigkeit einen Fehler gemacht und einer Klientin das falsche Medikament verabreicht hat. Dafür schämt sie sich. Diese Scham ist ihre eigene „Leistung", die es anzuerkennen und zu würdigen gilt. Denn in ihr kommt eine besondere Fähigkeit des Menschen zum Ausdruck. Der Mensch ist fähig, wie von außen auf sich selbst zu blicken und zu erkennen: „So jemand bin ich! Das habe ich getan!" Bei Adam und Eva ist es die Erkenntnis, nackt zu sein. Nackt waren sie schon vorher, aber erst nachdem sie vom Baum der Erkenntnis gegessen haben, sind sie auch fähig, dies zu erkennen. In der Psychologie wird dies als „Selbstobjektivierung" bezeichnet.[1]

Scham ist wie eine Quelle, die in der Psyche des einzelnen Menschen – in dem „Gefäß", um auf unser Bild zurückzukommen – sprudelt, wenn seine Würde wurde, durch andere oder durch sich selbst. Hier: wenn eine Fachkraft die gebotene Sorgfaltspflicht verletzt hat. Allerdings fordert unsere lange mitteleuropäische Erziehungstradition der „schwarzen Pädagogik" (Rutschky 1977), dass ein Mensch, der einen Fehler gemacht hat, zusätzlich noch beschämt, verhöhnt, beschimpft, bestraft, in die Ecke gestellt

1 Die Fähigkeit des Menschen zur Selbstobjektivierung wird durch das Wachstum einer bestimmten Gehirnregion ermöglicht, die sich ab Mitte des zweiten Lebensjahres zu entwickeln beginnt. Insofern könnte die Paradiesszene auch als metaphorische Umschreibung des Wachstums dieser Gehirnregion beschrieben werden.

und so weiter werden sollte. Das ist, wie wenn in das Gefäß zusätzlich noch mehr Scham hinzugegossen würde. Beschämung kommt von *außen*, sie wird uns von anderen Menschen zugefügt.

In jeder Arbeit mit Menschen können Schamgefühle akut werden, dies ist unvermeidbar und kann auch nicht „abgeschafft" werden. Vor allem Lernen und Entwicklung sind unweigerlich mit Schamgefühlen verbunden: etwa in der Schule, wenn Schülerinnen Fehler machen, oder in der Beratung oder Psychotherapie, wenn Klientinnen sich dunkler Seiten ihrer selbst bewusst zu werden beginnen.

Diese Scham sollte den Schülerinnen beziehungsweise den Klientinnen nicht erspart werden, weil darin machtvolle Entwicklungsimpulse verborgen sind. Insofern widersprechen wir der Aussage von Friedrich Nietzsche, der einmal schrieb: „Was ist dir das Menschlichste? Jemandem Scham ersparen" (Nietzsche 1965). Unsere These lautet vielmehr: Das Menschlichste ist es, Menschen vermeidbare, überflüssige Scham zu ersparen, sie nicht zu beschämen.

Auch in der Pflege ist es unvermeidbar, dass Schamgrenzen tangiert oder überschritten werden, etwa beim Waschen im Intimbereich. Umso notwendiger ist es, dass dabei die Klientinnen nicht noch zusätzlich beschämt werden. Dies ist auch nicht der Auftrag an die Pflegenden: ihre eigenen Schamgefühle dadurch „los" zu werden, dass diese an die Klientin weitergereicht werden. Wie schnell es dennoch – gewollt oder ungewollt – passieren kann, wird im Kapitel „Wie wird Scham ausgelöst?" beschrieben.

„Gesunde" und „traumatische" Scham

Einschränkend möchten wir betonen, dass nicht jede Beschämung gravierende Folgen haben muss. Die einen Klientinnen mögen wie halbvoll gefüllte Gefäße sein und eine Missachtung oder Kränkung ertragen und verarbeiten können. Die anderen sind aber möglicherweise randvoll mit Schamgefühlen. Bei ihnen genügt vielleicht schon eine – scheinbar – „kleine" Geste oder ein Wort, um das Gefäß zum Überfließen zu bringen. Entsprechend wird in der Schamforschung unterschieden zwischen einem gesunden „Maß" an Scham einerseits und einem traumatischen Zuviel an Scham andererseits (Hilgers 2012). Verschiedene Autoren sprechen dann von „gesunder" und „traumatischer" Scham. Letztere wird auch als pathologische oder „giftige" Scham bezeichnet (Bradshaw 2006).

Den Unterschied zwischen „gesunder" und „traumatischer" Scham möchten wir am Beispiel zweier Schüler illustrieren:

Beide Schüler sind durch das Abitur gefallen, beide schämen sich. Der eine Schüler besucht daraufhin Ferienkurse, nimmt Nachhilfe, er lernt, übt und büffelt, sodass er ein Jahr später ein hervorragendes Abitur schafft. Der andere Schüler geht auf den Dachboden und erhängt sich.

Beide jungen Menschen erlebten Scham. Für den einen ist sie noch zu ertragen, er kann sie in eine starke Lernentwicklung umsetzen (gesunde Scham). Gerade weil die Scham so schmerzhaft ist – und darüber hinaus, wie die moderne Gehirnforschung zeigt, am intensivsten im Gedächtnis verankert ist –, ist sie eine der stärksten entwicklungsfördernden Emotionen. Beim anderen Schüler können sich diese Entwicklungspotenziale der Scham jedoch nicht entfalten, weil er von Scham sozusagen überflutet wird und in diesen Gefühlen zu ertrinken droht (traumatische Scham).

Im Bereich der Pflege lässt sich der Unterschied zwischen gesunder und traumatischer Scham an einem Alltagsbeispiel verdeutlichen:

Zwei Bewohnerinnen brauchen Hilfe bei der Körperpflege. Dass sich beide deshalb schämen, wissen die Pflegenden. Die eine Bewohnerin sagt täglich: „Ach je, nun müssen Sie mich wieder da waschen." Wenn die Pflegefachperson aber darauf achtet, die Intimsphäre der Bewohnerin durch Sichtschutz, durch Tücher zum Abdecken und durch zeitweises Abwenden des Blickes soweit möglich zu wahren, kann diese die Hilfe gut zulassen. Die andere Bewohnerin hingegen schreit, sobald Pflegende die Körperpflege auch nur erwähnen, und beschimpft sie: „Geh weg, du Ferkel! Was machst du da? Hau ab!" Sie schlägt um sich, tritt und beißt. Nur mit größter Mühe ist die Körperpflege bei ihr durchzuführen, so sehr die Pflegenden sich bemühen, auch bei ihr die Intimsphäre zu wahren.

Warum reagiert diese Bewohnerin so vehement?

Bei traumatischer Scham geschieht dem Einzelnen wie bei einem Trauma etwas, das seine Fähigkeiten übersteigt, dieses Ereignis zu ertragen, zu verarbeiten und zu integrieren (Fischer & Riedesser 1998). Wie ein Ertrinkender, der in irrationaler Weise um sich schlägt, reagiert er dann möglicherweise auf eine Art und Weise, die Außenstehende auf den ersten Blick nicht nachvollziehen können. Tatsächlich sind bei akuter, heftiger Scham dieselben Gehirnregionen aktiv wie bei existenzieller Angst. Der oder die sich Schämende stürzt in einen Abgrund von „Verzweiflung und Panik", einem „Gefühl der absoluten Verworfenheit" (Wurmser 2007, S. 21).

Wir vergleichen dieses Gefühl mit einem Trichter, wie ihn ein Ameisenlöwe in sandige Gegenden baut. Gerät eine Ameise zu nahe an den Trichter, rutscht sie darin nach unten und wird vom Ameisenlöwen gefressen. Entsprechend kann es uns Menschen passieren, dass wir arglos durchs Leben gehen und uns z. B. plötzlich ein Fehler unterläuft. Wenn wir dann in den Abgrund der Scham rutschen, fühlen wir uns „dort unten" plötzlich wie ein Fehler. Aus „Ich habe einen Fehler *gemacht*" wird das Gefühl: „Ich *bin* ein Fehler".

Das Wichtigste auf einen Blick

In der Pflege müssen sich Menschen anderen Menschen anvertrauen. Würdig mit Menschen zu arbeiten, beginnt damit, die Scham bei sich selbst zu enttabuisieren: sie im Alltag wahrzunehmen, zu reflektieren und ihr einen Platz zu geben. Nur dann kann sie ihre schützende Funktion entfalten, indem sie uns warnt, wenn unsere eigenen Grenzen überschritten werden, und indem sie uns dazu motiviert, diese Grenzen zu wahren.

Würdig mit anderen umzugehen, heißt weiter, sensibel zu sein für die Schamgrenzen unserer Klientinnen. Da diese individuell unterschiedlich sind, können wir nie davon ausgehen, dass die eigenen Grenzen auch für die Klientinnen gültig sind. Positiv ausgedrückt: die Chance, den Klientinnen vermeidbare, überflüssige Scham zu ersparen, beginnt damit, dass wir deren Schamgrenzen erspüren oder erfragen.

Unsere erste Definition von Scham

Scham ist ein Gefühl, das alle Menschen kennen. Sie ist eine Form von Angst, die universell und zugleich immer auch individuell ausgeprägt ist, je nach Lebensgeschichte und kultureller Prägung.

Pflegende können weder sich selbst noch ihren Klienten und Klientinnen Scham ersparen, aber sie können *überflüssige* Scham vermeiden. Auf Schamgefühle adäquat zu reagieren, kann gelernt und eingeübt werden, und die Scham kann als Ressource deutlich werden. Was dies im Einzelnen bedeutet, wird im weiteren Verlauf des Buches gezeigt.

Wie zeigen sich Schamgefühle?

Häufig ist es gar nicht so einfach, Schamgefühle zu erkennen – bei sich selbst und noch weniger bei anderen. Aus Sicht der modernen Gehirnforschung liegt dies vor allem daran, dass im Zustand von Scham andere, primitivere Gehirnregionen aktiviert sind als in Zeiten, in denen wir Würde erfahren. Donald Nathanson schreibt: „Scham ist wie ein Schock, der höhere Gehirnfunktionen zum Entgleisen bringt" (Nathanson 1987, S. 26). Vernünftiges Denken ist in diesem Zustand nicht möglich. Akute, heftige Scham macht uns, umgangssprachlich ausgedrückt, „dumm".

Daher können Menschen bei akuter Scham oft nicht klar denken oder sprechen. In diesem Zustand ist es auch fruchtlos, ihnen beispielsweise zu erklären, wie eine bestimmte Medizin einzunehmen ist, weil diese Information nicht aufgenommen werden kann. Ich (S.M.) erinnere mich an eine Situation während meiner Schulzeit, als ich vorne an der Tafel stand und eine ungeschickte Antwort gab. Meine Mitschüler lachten und daraufhin ging gar nichts mehr: Ich konnte die Physikformel, die ich vor wenigen Minuten noch wusste, in diesem Moment nicht erinnern.

Scham ist also nicht nur ein Gefühl, sondern auch ein Prozess, der uns in kürzester Zeit von den höheren Gehirnfunktionen in das primitive, sogenannte „Reptilienhirn" wirft – dies ist unsere zweite Definition von Scham.

Übernimmt das „Reptilienhirn", hat dies zur Folge, dass das menschliche Verhalten ganz darauf ausgerichtet ist, der Angstquelle zu entkommen. Wir sind dann auf primitive, weitgehend unbewusste Schutzmechanismen reduziert: angreifen, fliehen oder verstecken („im Erdboden versinken wollen"). Damit versucht das Ich, sich in einer akuten, existenziellen Angst zu schützen.

Was im Gehirn passiert

Einige Gehirnforscher haben untersucht, wie sich die beiden grundlegenden Nervensysteme, die als Sympathikus und Parasympathikus bezeichnet werden, bei Erleben von Scham verhalten (Schore 1998; Nathanson 1987). Diese Systeme regulieren aktiv und passiv, Anspannung und Entspannung.

Sie arbeiten normalerweise abwechselnd: Morgens wird das sympathische Nervensystem hochgefahren mit der Folge, dass Herzfrequenz, Atmung, Muskelspannung, Gehirntätigkeit und so weiter zunehmen und der Mensch zu den Aktivitäten des Tages befähigt wird. Abends wird das parasympathische Nervensystem hochgefahren mit der Konsequenz, dass die Arbeit von Herz, Lunge, Muskeln, Gehirn und so weiter reduziert und der Mensch für Erholung und Schlaf bereit wird.

Interessanterweise sind im Zustand von heftiger, akuter Scham beide Systeme extrem hochgefahren. Das ist in etwa so, wie wenn man extrem aktiv und zugleich extrem passiv ist: ein äußerst ungewöhnlicher und instabiler Zustand, der schnell wieder zusammenbrechen kann. Viele von Ihnen haben dies in der Arbeit mit Menschen vermutlich schon beobachtet: Es gibt eine Scham auslösende Situation und zunächst, ein paar Momente lang, scheint gar nichts zu passieren. Und dann, unerwartet und heftig, geschieht plötzlich ... etwas völlig Unerwartetes, etwas anderes.

Die Scham „los-"werden

Ich (U.I.) erinnere mich an ein Beispiel aus meiner eigenen Pflegepraxis:

Eine Kollegin – eine sehr zugewandte und überaus kompetente Pflegefachperson – hatte einer betagten Klientin ein schmerzlösendes Zäpfchen versehentlich vaginal statt rektal eingeführt. Sie wurde für diesen Fehler von den Kolleginnen und Kollegen getadelt, verhöhnt und bloßgestellt, indem ihr Versehen auch weitererzählt wurde. Ein paar Tage später ging ich an einem Patientenzimmer vorbei, in dem diese Kollegin eben jene Patientin aufs Übelste beschimpfte: Aus Scham war bei ihr Gewalt geworden.

Dies ist charakteristisch für die Scham und dies macht den Umgang mit ihr so schwierig: Sie wird häufig durch andere Verhaltensweisen ersetzt. Kaum jemand empfindet oder sagt: „Ich schäme mich." Vielmehr besteht die unmittelbare Reaktion auf Scham oft darin, dass sie durch etwas anderes ersetzt wird, weil alles erträglicher erscheint als die Scham – und weil die wenigsten Menschen einen bewussten Umgang mit Scham gelernt haben.

Scham zu ersetzen, hat die Funktion, sie nicht fühlen zu müssen, sie sozusagen „los“ zu werden, weil dieses Gefühl so extrem schmerzhaft ist und weil es neurobiologisch betrachtet auch ein sehr instabiler Zustand ist. Scham „weg“ zu machen, zu vermeiden, verhindert aber auch, die darin steckenden Anreize für Lernen und Entwicklung zu nutzen (wir kommen im Kapitel „Positive Funktionen der Scham“ noch einmal darauf zurück, welche Lernchancen unserer Ansicht nach in dem genannten Beispiel stecken).

Diese Chance wird auch vertan, wenn die schamvolle Szene nicht bemerkt und damit geheim gehalten wird. Es ist auch möglich, dass Kolleginnen und Vorgesetzte kein Bewusstsein für Scham und ihre Bedeutung haben und die Scham daher gar nicht wahrgenommen wird. Das Thema Scham gehört bisher ja immer noch viel zu wenig zum Lehrplan in der Aus-, Fort- und Weiterbildung von Pflegefachpersonen. Möglicherweise war dies im genannten Beispiel der Fall: Die Kollegin wurde darum noch zusätzlich bloßgestellt und zum Gespött gemacht, weil die Scham nicht bewusst wahrgenommen wurde.

Wenn Pflegefachpersonen lernen, Scham durch aggressives Verhalten zu ersetzen, kann dies in die Pflegekultur eingehen: Aggression wird dann nicht nur von einer Mitarbeiterin eingesetzt, um Scham „los“ zu werden – und es geschieht dann auch nicht nur in der akuten Situation, sondern auch vorsorglich, prophylaktisch. Die Pflegefachpersonen lernen, sich so durch ihren Berufsalltag zu bewegen, dass sie von vornherein gar nicht in Gefahr kommen, Scham zu erleben: etwa dadurch, dass sie eine „Maske“ tragen, die Maske von „mir macht das alles gar nichts aus, ich kenne weder Scham noch Ekel“, die Maske eines „coolen“ Gesichtsausdrucks oder die einer aggressiven (Körper-)Sprache.

Nachfolgend möchten wir einige Beispiele für Verhaltensweisen vorstellen, hinter denen möglicherweise das Bedürfnis steht, Schamgefühle abzuwehren – in der akuten Situation oder vorsorglich:

— Eigenschaften, für die man sich schämt, werden auf andere projiziert; diese werden dann mit den schambehafteten Eigenschaften ausgestattet. So kann zum Beispiel die Scham über eine eigene „Schwäche“ oder über

homosexuelle Fantasien zum Vorwurf an andere werden: „Schwächling“, „schwule Sau“.
- Um die eigene Scham nicht fühlen zu müssen, werden andere gezwungen, sich zu schämen. Dazu werden sie beschämt, verhöhnt, zum Gespött gemacht, ausgelacht, wie Luft behandelt, entwürdigt, gedemütigt, bloßgestellt, schikaniert, verachtet, in die Ecke gestellt, ausgegrenzt, zu Zahlen oder Objekten gemacht oder, im Extremfall, vernichtet. Eine subtile Variante des Beschämens von anderen ist zum Beispiel die oft beobachtete Praxis an deutschen Hochschulen, die Zuhörerinnen oder Leserinnen durch Fremdworte, verschachtelte Sätze, komplizierte Formeln und unverständliche Abkürzungen einzuschüchtern und dazu zu bringen, sich dumm zu fühlen.
- Eine weitere Methode, eigene Schamgefühle abzuwehren und auf andere zu übertragen, besteht in Verhaltensweisen, die umgangssprachlich als „schamlos“ oder „unverschämt“ bezeichnet werden: beispielsweise wenn sich eine Klientin oder ein Klient unnötig vor der Pflegefachperson entblößt und sie damit zwingt, peinlich berührt zu sein; oder indem jemand mit seiner Rücksichtslosigkeit und Verachtung gegenüber Werten prahlt.
- Auch hinter Arroganz kann das Bemühen stehen, eigene Unsicherheit oder Selbstwertzweifel zu verbergen: durch protziges Auftreten oder „gokkelhaftes Stolzieren“, wie Leon Wurmser beobachtete (Wurmser 1997).

Letzteres wird auch durch ein psychologisches Experiment bestätigt. Zu Beginn des Irakkrieges wurden an einer US-amerikanischen Universität junge Männer befragt, was sie von diesem Krieg halten und was für ein Auto sie sich gerne kaufen würden. Vor der Befragung wurden die Versuchsteilnehmer jedoch in zwei Gruppen geteilt und die Mitglieder der einen Gruppe gezielt in ihrer Männlichkeit verunsichert und beschämt. Am Ende wurden die Antworten aus beiden Gruppen verglichen. Dabei zeigte sich, dass die jungen Männer, die zuvor heimlich beschämt worden waren, deutlich häufiger den Krieg sowie den Kauf von protzigen Geländewagen befürworteten als die nicht beschämten Befragten (Knopf 2006). Demzufolge kommt Hochmut häufig *nach* dem Fall, nach der Beschämung.

Dieser psychologische „Mechanismus" wird auch von militaristischen Organisationen in der Grundausbildung systematisch genutzt. Dabei werden die jungen Soldaten zuerst gedemütigt, erniedrigt und beschimpft. Wenn sie – um auf unser Bild von der Scham als einer Flüssigkeit zurückzukommen – übervoll mit Schamgefühlen sind, dann kommt die Organisation und sagt: „Wenn ihr stramm steht, diszipliniert und gewaltbereit seid, dann seid ihr richtige Männer!" Die so erzeugte Gewaltbereitschaft der Soldaten kann dann vom Militär für seine Zwecke benutzt werden.

Von Scham zu Gewalt

Viele Menschen haben gelernt, sich durch Trotz, Wut oder Gewalt vor Schamgefühlen zu wappnen. Weil Schamgefühle so passiv und ohnmächtig sind, sind sie lieber auf der aktiven Seite, lieber Täter als Opfer. Diese Haltung kann sich in Worten ausdrücken, etwa durch Negativismus: Man äußert dann keine „schwachen", angreifbaren Gefühle wie etwa Mitgefühl, Hoffnung, Liebe oder Trauer, sondern verbirgt sich hinter einer starren Maske. Man zeigt sich nach außen vor allem „cool", verächtlich, ironisch, sarkastisch oder zynisch.

Die Abwehr von Schamgefühlen kann bis zu körperlicher Gewalt gehen:

So wurden zum Beispiel jugendliche Straftäter, die alte Menschen ermordet hatten, nach ihren Motiven befragt (Marks 2013). Ein Täter gab zur Antwort: „Der hat mich so komisch angeguckt!" In dieser Aussage taucht das Motiv des Blickes wieder auf: Vermutlich war dieser junge Mensch bereits so voller Schamgefühle, dass er schon den Blick eines Passanten – der möglicherweise gar nicht abwertend gemeint war – als beschämend erlebte. Sein Gefäß „lief über". Ein anderer jugendlicher Täter antwortete, er habe den alten Menschen umgebracht, um seinen Kumpels zu beweisen, dass er kein Feigling sei. Er wurde lieber zum Mörder, als vor seinen Kumpels als Feigling dazustehen! [2]

2 Im Roman „Das fliegende Klassenzimmer" erzählt Erich Kästner vom Schüler Uli, der mit einem Regenschirm von einer hohen Leiter springt, um nicht länger als Feigling gehänselt zu werden (Kästner 2006).

Was haben viele andere Männer im Lauf der Jahrhunderte nicht alles getan, um „Schande" abzuwehren und ihre „Ehre" wiederherzustellen: Millionen zogen in Kriege, duellierten sich; bis heute ermorden Männer ihre geliebten Töchter oder Schwestern, um Schande von sich und ihrer Familie abzuwehren. Schätzungsweise 5.000 „Ehrenmorde" werden weltweit pro Jahr begangen, wobei die Dunkelziffer hoch ist. Und dies ist kein rein islamisches Phänomen: Bis in die 1950er Jahre geriet in abgelegenen Dörfern Kretas eine Familie in Schande, wenn eine Tochter vorehelichen Geschlechtsverkehr hatte. Um die Ehre der Familie wiederherzustellen, musste sie in den Armen der Mutter vom Bruder erstochen werden.

Micha Hilgers weist auf die Gefahr eines Teufelskreises hin. Wenn Straftäter ihre Verhaftung, die Verhöre, die Gerichtsverhandlung und den Strafvollzug als erneute Beschämung erleben, dann verlassen sie das Gefängnis mit noch mehr Schamgefühlen, die wiederum durch neue Straftaten abgewehrt werden müssen (Hilgers 2012). Ein ähnlicher Teufelskreis von Scham, durch Straftaten abgewehrter Scham, noch mehr Scham und so weiter wird übrigens auch in dem Kinderbuch „Pinocchio" geschildert (Collodi 1990).

Von Scham zu Resignation

Bei den bisher genannten psychologischen „Mechanismen" werden Schamgefühle dadurch abgewehrt, dass *andere* Menschen beschämt werden: andere werden verspottet, verachtet, ausgegrenzt, arrogant oder gewalttätig behandelt. Es gibt jedoch eine ganze Reihe weiterer Verhaltensweisen, mit denen Menschen auf Scham reagieren:

— So erinnerte sich eine Seminarteilnehmerin an eine Situation in ihrer Schulzeit, als sie vorne an der Tafel stand, ausgelacht wurde und daraufhin kollabierte.

— Es kann auch vorkommen, dass jemand nicht körperlich, sondern psychisch kollabiert, etwa indem er resigniert, sich für alles schuldig fühlt oder sich selbst abwertet. Die Botschaft an sich lautet dann: „Ich kann ja nichts." So resignieren manche Schüler zum Beispiel im Kunstunterricht: „Wenn ich kein Bild male, kann ich auch nicht ausgelacht werden, ich bin ja nicht kreativ."

— Wer in der Schulzeit einen beschämenden Sportunterricht erlebt hat, geht zum Beispiel vielleicht für Jahrzehnte nicht mehr in der Öffentlichkeit tanzen.[3] Oder er gefährdet seine Rehabilitation, indem er einen notwendigen Kuraufenthalt vermeidet, weil er befürchtet, dort Sport treiben zu müssen.
— Wer im Musikunterricht vorgeführt wurde – etwa als pubertierender Junge gezwungen wurde, trotz Stimmbruch vorzusingen –, der traut sich im weiteren Leben vielleicht kaum noch zu singen.
— Lehrerinnen berichten außerdem immer wieder von einzelnen Schülerinnen, die ihnen unbekannt sind, obwohl deren Namen im Klassenbuch stehen: Diese Schülerinnen und Schüler sind zwar körperlich anwesend, haben aber die Kunst erlernt, sich klein und wie „unsichtbar" zu machen, sich zu verstecken. Sie „stellen ihr Licht unter den Scheffel", um sich vorsorglich vor Bloßstellungen zu schützen.

Diese Verhaltensweisen sind Beispiele dafür, dass Menschen sich vor Schamgefühlen schützen, indem sie dieses oder jenes nicht tun. Dies ist in vielen Fällen durchaus sinnvoll, weil Scham ein wichtiges Warnsignal ist, das uns – gerade weil das Gefühl so schmerzhaft ist – vor künftigen Entwürdigungen beschützt.

Bei Menschen, die ein traumatisches Zuviel an Scham erleiden mussten, besteht jedoch die Gefahr, dass sie sich im weiteren Verlauf ihres Lebens allzu sehr verstecken, dass sie zu viele Dinge nicht tun oder ihre Talente nicht zur Entfaltung bringen:

So erging es einem 35-jährigen Teilnehmer einer Fortbildung in Peru, der anfangs mit begeisterter, am Ende mit trauriger Stimme erzählte, dass er als Jugendlicher Musiker werden wollte. Er hatte eine Gitarre und komponierte Lieder. Eines Tages hatte er seine Freunde eingeladen und ihnen einige seiner Lieder vorgespielt. Sie lachten ihn aus. Seitdem hat er seine Gitarre nicht mehr angefasst.

3 Dies wird unseres Erachtens bei den – gut gemeinten – Aufforderungen von Krankenkassen, die Mitglieder sollten doch mehr Sport betreiben, häufig übersehen. Gesundheitsvorsorge sollte damit beginnen, dass Sportpädagoginnen in ihrer Aus- und Fortbildung lernen, den Schulunterricht in nicht beschämender Weise zu gestalten.

Insbesondere für alte Menschen kann es in der letzten Lebensphase bitter sein, auf ihr Leben zurückzublicken und sich bewusst zu sein, was sie alles versäumt haben, um mögliche Beschämungen zu vermeiden.

Angst vor Fehlern

Wenn es als existenzielle Bedrohung erlebt wird, bei einem Fehler „ertappt" zu werden, dann muss dieser um jeden Preis vermieden – etwa durch Abschreiben oder Schummeln – oder kaschiert werden, etwa durch Rechtfertigungen, Schuldzuweisungen an andere, durch Vertuschen und Lügen.

Viele versuchen mit viel Ehrgeiz, künftig Fehler zu meiden. Dies ist, in gesundem Maße, durchaus konstruktiv. Problematisch kann es jedoch werden, wenn der Ehrgeiz zu Perfektionismus wird und die Botschaft an sich selbst vielleicht lautet: „Ich werde nur dann nicht ausgelacht, wenn ich absolute Spitzenleistungen bringe. Ich werde nur geliebt, wenn ich perfekt bin, wenn ich einen idealen Körper, Top-Kleidung, perfekte Kinder, ein Superauto und so weiter habe." Manche Menschen arbeiten sich buchstäblich zu Tode, weil sie von überhöhten Ansprüchen an sich selbst getrieben werden, mit denen sie sich selbst überfordern. Hinter so mancher „Burn-out"-Erkrankung steckt ein überzogenes Leistungsdenken.

Scham und Depression

Viele Menschen versuchen sich aus emotional gefährlichen Situationen wie Scham zu retten, indem sie sich innerlich in einen Eisblock verwandeln (Simon and Garfunkel singen in einem Lied vom Stein, der keine Schmerzen fühlt: „a rock feels no pain"). Diese emotionale Erstarrung kann zu einer alles durchdringenden, chronischen Langeweile werden, die wiederum in Depression münden kann, die durch Scham über die Depression nochmals verschlimmert wird. Dies kann im Extremfall bis zum Suizid führen. Wenn Rot die Farbe der Scham ist, dann gilt oft der Satz: „Lieber tot als rot"[4]. Viele Suizide haben einen verdeckten Scham-Hintergrund.

4 Der Ausspruch „Lieber tot als rot" steht ansonsten in einem historisch-politischen Kontext. Er war ein antikommunistisches Schlagwort in Deutschland während des Zweiten Weltkrieges sowie in den USA und anderen Ländern während des Kalten Krieges.

Schamgefühle können auch zu Suchtverhalten führen. Dabei entsteht auch hier oft ein Teufelskreis. In „Der kleine Prinz“ sagt der Alkoholiker, kurz zusammengefasst: „Ich trinke, weil ich mich schäme, und ich schäme mich, weil ich trinke“ (Saint-Exupéry 2006).

Soweit einige Beispiele dafür, wie Schamgefühle zu Verhaltensweisen führen *können*, die das eigene Leben und das Leben der Mitmenschen vergiften. Die Betonung liegt auf „können“, denn mit Sicherheit vermag niemand zu sagen, wie ein anderer Mensch fühlt.

Abgewehrte Schamgefühle erkennen

Menschen sind nicht durchsichtig wie Glasgefäße. Wir können daher nie sicher sein, ob hinter dem einen oder anderen Verhalten eines Klienten oder einer Klientin abgewehrte Schamgefühle stehen – oder etwas anderes. Und gewiss möchten wir auch nicht behaupten, dass die ganze Welt nur aus Scham und ihrer Abwehr besteht. Aber vielleicht mag es hilfreich sein, die eine oder andere Verhaltensweise von Klientinnen einerseits und von Pflegenden andererseits auf abgewehrte Schamgefühle zu hinterfragen. Möglicherweise stehen sie dahinter – oder auch eine Mischung aus Scham und anderen Gefühlen wie Trauer, Frustration, Enttäuschung oder anderen.

Teilnehmerinnen unserer Fortbildungen berichteten von einer Vielzahl von Reaktionen bei Klientinnen, die möglicherweise ein Ausdruck dafür waren, dass diese sich vor einem Übermaß an Schamgefühlen zu schützen suchten. Stellvertretend seien im Folgenden einige Beispiele genannt. Vermutlich haben Sie die eine oder andere Verhaltensweise auch schon in Ihrem Pflegealltag beobachtet:

- Eine Klientin ist stark angespannt, wirkt körperlich oder innerlich unruhig, oder sie hält die Luft an. Sie schwitzt, zittert, klammert sich an, verstummt oder wirkt wie abwesend.
- Ein Klient ist misstrauisch und bricht den Kontakt ab oder er blockiert ihn oder macht sich starr.
- Abwehr von Schamgefühlen kann auch dazu führen, dass Klientinnen sich klein machen, sich aufgeben, abtauchen, sich unterwürfig, weinerlich oder depressiv verhalten.

- Klientinnen regredieren und verhalten sich wie unauffällige, liebe, brave, angepasste kleine Kinder. Oder sie lassen die Pflege über sich ergehen, sagen zu allem „Ja und Amen“, werden hilflos und geben die Verantwortung ab.
- Eine Klientin rechtfertigt sich ständig und in übertriebener Weise oder entschuldigt sich fortwährend, zum Beispiel für ihre Bedürftigkeit; sie wertet sich selbst und ihre Fähigkeiten ab.
- Scham kann auch dazu führen, dass Klientinnen sich in sich selbst und vor anderen zurückziehen, sich von den Mitbewohnern isolieren und sich aus dem sozialen Leben des Hauses ausklinken. Dies kann wiederum zu Scham führen, nicht mehr dazuzugehören – ein eskalierender Teufelskreis. In meiner Forschungsarbeit (U.I.) mit jüngeren Menschen nach einem Schlaganfall berichteten etliche, dass sie sich schämten, eine Krankheit zu haben, die „normalerweise“ nur ältere Menschen treffe, oder auch von der Scham darüber, dass ihnen unkontrolliert Speichel aus dem Mund fließe, sodass die Halbseitenlähmung erkenntlich sei. Aus Angst, von anderen gesehen zu werden, vermied eine Betroffene, zum Frühstück in den Speisesaal des Krankenhauses zu gehen (Immenschuh 2008).
- Manche Klientinnen verhalten sich übertrieben laut, ganz besonders fröhlich oder überschwänglich, unter Umständen mit Unterstützung durch Alkohol.
- Andere geben sich sehr jugendlich, vielleicht um von ihrer Bedürftigkeit abzulenken.
- Manche versuchen, eine Fassade zu errichten („Ich habe alles im Griff“), um den Verlust von Funktionen zu vertuschen oder zu negieren, zu bagatellisieren, totzuschweigen oder „weg“ zu lachen.
- Wieder andere Klientinnen reden stets über andere, die an allem schuld seien, vielleicht um von sich selbst abzulenken. Sie manipulieren und lästern, hängen sich an Stärkere oder verbünden sich gegen Schwächere, die lächerlich gemacht werden.
- Ein Klient tritt gegenüber der Pflegefachperson schamlos oder unverschämt auf, etwa durch distanzlose, provozierende, anzügliche (treffender wäre der Ausdruck: „auszügliche“) oder obszöne Bemerkungen,

Blicke oder Gesten; durch sexuelle Übergriffe oder andere Versuche, die Pflegesituation zu sexualisieren.

- Eine Klientin versucht, die Intimpflege – und damit das Erleben von Schamgefühlen – hinauszuzögern (etwa durch verbale Ausflüchte wie „unten rum bin ich schon fertig"), zu vermeiden (etwa indem sie nicht kooperiert und „dagegen" arbeitet) oder trotzig zu verweigern (im Extremfall durch körperliche Gewalt wie Kratzen, Beißen, Spucken oder Schlagen).
- Klientinnen treten auffallend kontrollierend, arrogant, grantig, fordernd, pingelig, zynisch oder nörgelig auf oder beschimpfen die Pflegefachperson, schreien sie an oder beleidigen sie.

Eine Studie der Berufsgenossenschaft für Gesundheitsdienst und Wohlfahrtspflege kommt zu dem Ergebnis, dass bis zu 78 Prozent der befragten Pflegefachpersonen von einem der ihnen anvertrauten Senioren schon mal verbal angegriffen worden sind. Opfer der Attacken sind besonders häufig Pflegende mit Migrationshintergrund – dies betrifft schätzungsweise ein Drittel aller Beschäftigten in der Pflegebranche. Wie Anna Kistner berichtet, müssen sie sich nicht selten Ausdrücke gefallen lassen wie „Polackenschwein", „Scheißtürke" oder „Russenhure" (Kistner 2013, S. 42).

Es ist kaum zu erwarten, dass sich die Fremdenfeindlichkeit, die sich aus der Ideologie des Nationalsozialismus speist oder auf Erfahrungen im Zweiten Weltkrieg beruht, quasi von selbst erledigt, indem mehr und mehr der alten Menschen sterben. Denn die Feindseligkeit entspringt vor allem der *aktuellen* Lebenssituation der Klienten, also dem Alter, der Schwäche, Krankheit, Ohnmacht und den damit verbundenen Schamgefühlen. Der Psychologe Andreas Zick vom Institut für Konflikt- und Gewaltforschung der Universität Bielefeld hat beobachtet: Wer schwach und alt ist, „versucht häufig sein Selbstbewusstsein zu steigern, indem er noch Schwächere erniedrigt" (zit. in Kistner 2013, S. 42). Die Schwächeren sind in Deutschland häufig die Pflegefachpersonen, da Dienstleistungen hierzulande traditionell als minderwertig gelten und Pflegende wenig gesellschaftliche Anerkennung erfahren – übrigens im Unterschied zu vielen anderen Ländern.

Die genannten Verhaltensweisen können alle Variationen des Grundthemas „angreifen, fliehen oder sich verstecken" sein, um weg von der Angstquelle, weg von der Scham zu kommen, um jeden Preis. Sie sind dann Alarmsignale, die darauf hindeuten, dass eine Klientin möglicherweise heftige Scham empfindet oder sich vorsorglich vor diesen Gefühlen zu schützen sucht.

Warnsignale im Pflegeteam

Aber auch bei Pflegenden (Laien wie Professionellen) kann die eine oder andere der oben genannten Verhaltensweisen zu beobachten sein. Aufmerken sollte man beispielsweise, wenn sich innerhalb eines Pflegeteams die Sprache verändert, etwa indem sie zynisch, beleidigend oder entwürdigend wird. Die Pflegewissenschaftlerin und Pflegepädagogin Anne Kellner beschreibt, dass Pflegefachpersonen nicht nur vom Burn-out, sondern auch vom „coolout", von „zynischer Erstarrung" und einer „Verrohung der Sprache" bedroht sind (Kellner 2011, S. 203ff.). Anstatt sich mit den – unvermeidbar – durch die Pflegearbeit verursachten Gefühlen wie Scham oder Ekel auseinanderzusetzen, sprechen Pflegende nicht selten von „nervigen Alten" oder von sich selbst als „Mülleimer" oder „Arschwischer" (die Zitate stammen von Pflegefachpersonen aus unseren Fortbildungen).

Diese Haltung kann ein Nährboden für körperliche Gewalt bis hin zu Tötungen sein. Karl H. Beine stellt in seiner umfassenden Untersuchung zu Patiententötungen fest, dass die Täter – die meisten waren Männer – durchgängig durch eine verrohte Sprache auffielen und vom Sterben als „Abkratzen" oder „Krepieren" sprachen oder Patientinnen beleidigten oder beschimpften (Beine 2007). „Die verrohte Sprache ist Ausdruck und Verstärker eines Prozesses, der leidende, verwirrte und sterbende Menschen entwertet und damit auch die eigene Tätigkeit. Ein Gefühl von vergeblicher, nutzloser Anstrengung stellt sich ein, das in zynische Erstarrung umschlägt", so Beine (Beine 2007, S. 15). Er vermutet, dass sich die Täter wahrscheinlich (wenn auch unbewusst) für ihr Tun schämen und dadurch zunehmend selbstunsicher werden.[5] Die Scham darüber macht sie noch unsicherer. Der Autor beobachtete auch, dass „die weit überwiegende Mehrzahl“ der Pflegefachpersonen, die Patientinnen getötet hatten, Außenseiter waren, die „nur sehr eingeschränkt“ in ihre Teams integriert waren (Beine 2007, S. 10). Sie fühlten sich ausgegrenzt, klein und mieden die Blicke anderer – ein fataler Teufelskreis, der letztlich in Gewalt mündete.

Ein Alarmsignal, das auf abgewehrte Schamgefühle hinweist, könnte auch sein, wenn einzelne Mitglieder des Pflegeteams sich innerlich zurückzuziehen beginnen. Oder wenn Verbote ausgesprochen werden wie zum Beispiel: „eine Pflegefachperson darf keine Scham empfinden“. Vielleicht hat die hohe Suchtrate unter Pflegefachpersonen[6] nicht nur mit den hohen Belastungen im Arbeitsfeld zu tun, sondern auch damit, dass sie tagtäglich mit schambesetzten Situationen konfrontiert sind und häufig mit der Herausforderung allein (gelassen) werden, diese konstruktiv zu bewältigen.

Das Wichtigste auf einen Blick

Unsere zweite Definition von Scham

Scham ist auch ein Prozess, der uns in kürzester Zeit von den höheren Gehirnfunktionen in das primitive „Reptilienhirn“ wirft. Unser Verhalten ist dann ganz darauf ausgerichtet, uns vor der Scham zu schützen: anzugreifen, zu fliehen oder uns zu verstecken.

Die gezeigten Abwehrmechanismen können Alarmsignale sein, die darauf hinweisen, dass Klientinnen und/oder Pflegende sich möglicherweise vor Schamgefühlen zu schützen suchen. Demzufolge sollte ihnen nicht noch

5 Beine beschreibt die Selbstunsicherheit auch als mögliches Motiv für die Berufswahl in dem Sinne, dass durch die Abhängigkeit der Patientinnen (hier nennen wir sie bewusst nicht Klientinnen) die eigene Aufwertung angestrebt wird. In diesem Fall wird die Selbstunsicherheit durch die Scham noch vermehrt – ein Teufelskreis von Scham und (Selbst-)Erniedrigung.

6 Dies wird zum Beispiel beschrieben im Schwerpunktheft „Sucht in der Pflege“ der Zeitschrift *Die Schwester Der Pfleger* 3/12 und von Gröning 2001.

mehr dieses schwer erträglichen Schmerzes zugefügt werden. Dadurch würden die genannten abwehrenden Verhaltensweisen nur noch verstärkt. Es kann zwar nicht darum gehen, Scham „abzuschaffen“. Gerade Pflege ist unvermeidbar mit diesem Gefühl verbunden. Was es jedoch zu vermeiden gilt, sind vermeidbare, überflüssige Schamgefühle.

Es ist nicht die Aufgabe der Pflegenden, ihr eigenes „Zuviel“ an Schamgefühlen dadurch „los“ zu werden, dass diese an die Klientinnen weitergegossen werden – um auf den Vergleich mit einer Flüssigkeit zurückzukommen. Wie schnell (und häufig auch unbewusst) dies dennoch geschehen kann, soll im folgenden Kapitel gezeigt werden. Dabei werden wir auch die Scham noch differenzierter betrachten, denn Scham ist nicht gleich Scham.

Wie wird Scham ausgelöst?

Wir unterscheiden vier Themen oder Grundformen der Scham beziehungsweise – um bei dem Bild von Scham als Flüssigkeit zu bleiben – vier verschiedene Flüssigkeiten, die mitunter auch miteinander vermischt sein können. Unsere These ist, dass Schamgefühle ausgelöst werden, wenn eines oder mehrere der nachfolgend genannten vier menschlichen Grundbedürfnisse verletzt werden. Scham ist so gesehen ein Alarmsignal, das sehr sensibel Verletzungen dieser Bedürfnisse anzeigt – dies ist unsere dritte Definition von Scham.

Scham infolge von Missachtung

Schamgefühle können ausgelöst werden, wenn Menschen missachtet, ignoriert, verachtet oder wie Luft behandelt werden. Wie schmerzhaft dies sein kann, veranschaulicht die Redewendung „jemanden schneiden". Missachtungen sind so schmerzhaft, weil das menschliche Grundbedürfnis nach Anerkennung (Honneth 2003) verletzt wird: das Bedürfnis, gesehen, wahrgenommen und wertgeschätzt zu werden.

Es gibt dich
weil Augen dich wollen,
dich ansehen und sagen,
dass es dich gibt.

Hilde Domin[7]

Ohne Anerkennung geht der Mensch zugrunde wie eine Pflanze ohne Sonnenlicht. Missachtungen können auf *personale* Weise geschehen, zum Beispiel durch entsprechende Körperhaltung, Mimik, verächtliche Blicke oder durch das Fehlen von jeglichem Blickkontakt:

— Etwa wenn der Arzt während einer Konsultation nicht seine Klientin, sondern nur den Bildschirm anschaut oder
— wenn bei einer Besprechung die Gesprächspartnerin statt zugewandt zuzuhören, SMS-Nachrichten schreibt oder

7 Ausschnitt aus dem Gedicht von Hilde Domin „Es gibt dich" (Domin 2011, S. 196).

— wenn bei der Visite im Krankenhaus sich Oberärztin, Assistenzärzte und Studierende um ein Krankenbett versammeln und buchstäblich „über" die Kranke hinwegreden oder
— wenn Pflegefachpersonen die Erfahrung machen, dass sie von ihren Kolleginnen und Kollegen missachtet werden. „Wir brauchen keine Feinde, wir machen uns gegenseitig fertig", sagte ein Pflegemanager in einer Studie über das Klima in der professionellen Pflege (Wettreck 2001, S. 24).

Missachtungen geschehen aber häufig auch auf *struktureller* Ebene:
— etwa wenn eine aus Osteuropa stammende, qualifizierte Fachkraft hierzulande als Putzfrau arbeiten muss, weil ihr Examen aus dem Heimatland von den deutschen Behörden nicht anerkannt wird.[8]

Wie schmerzhaft es sein kann, missachtet zu werden, wird durch psychologische Experimente belegt:

So wurden in einer Untersuchung erfolgreiche, rhetorisch geschulte Redner zu Vorträgen eingeladen. Was die Redner nicht wussten: Die Zuhörer waren zuvor instruiert worden, sie nicht anzuschauen, ihnen nicht zuzuhören und stattdessen untereinander zu tuscheln. Wie sich schnell zeigte, war keiner der Redner imstande, seinen Vortrag zu halten. Jeder verlor seinen Gedankenfluss und wurde das, was umgangssprachlich als „dumm" bezeichnet wird.

Daher ist es auch angemessen, dass sich Vortragende am Ende beim Publikum für dessen Aufmerksamkeit bedanken. Denn ein gelungener Vortrag ist niemals nur das Werk des Vortragenden, sondern entsteht erst aus der Aufmerksamkeit aller Teilnehmenden.

8 Obwohl im April 2012 das Anerkennungsgesetz in Kraft getreten ist, das die Bewertung ausländischer Berufsausbildungen garantieren soll, bestehen noch große Defizite: Das Gesetz gilt nicht für alle Berufe und ist uneinheitlich (für einige Berufe ist der Bund, für andere sind die Länder zuständig). Es fehlen klare Leitlinien und das erforderliche Personal; letztlich ist das System zum Beispiel bei den Gesundheitsberufen nicht durchschaubar (Popp & Tietz 2013).

Missachtung in der Kindheit

Das gerade beschriebene Experiment zeigt, wie bedeutsam Anerkennung für Erwachsene sein kann. Umso mehr gilt dies für junge Menschen, vor allem für Säuglinge. Darauf weisen erschütternde psychologische Versuche hin, bei denen Säuglinge Missachtungen ausgesetzt wurden:

Im Internet ist zum Beispiel ein kurzer Film über das sogenannte „Still Face Experiment“[9] verfügbar. Darin sind zunächst eine Mutter und ihr etwa einjähriges Baby zu sehen, die sich liebevoll anlächeln und sich mit Mimik und Gesten aufeinander beziehen. Auf ein Signal des Versuchsleiters Edward Tronick hin dreht sich die Mutter kurz um, um sich dann dem Kind mit einem starren Gesichtsausdruck wieder zuzuwenden. Es ist erstaunlich, dass der Säugling die Veränderung sofort bemerkt und sich auf seinem Stühlchen zunächst nach hinten wirft, wie um das Gesehene für sich zu verarbeiten und sich zu sammeln. Dann unternimmt das Baby vielfältige Bemühungen, seine Mutter zu erreichen. Es lächelt, streckt seine Arme der Mutter entgegen, zeigt auf verschiedene Dinge im Raum … Als nichts davon bewirkt, dass die Mutter wieder lächelt, beißt sich der Säugling auf seine Fäuste, schreit, verkrampft sich, wendet sich ab und weint. Innerhalb weniger Minuten stürzt er in einen Abgrund von Verzweiflung.

Es tut weh, den Film anzusehen. Als Betrachter fühlen wir den Schmerz des Kindes ein Stück weit empathisch mit. Solche Experimente halten wir für ethisch fragwürdig – Joachim Bauer spricht in diesem Zusammenhang von „Mobbing an der Wiege“ (Bauer 2005, S. 107). Tröstlich allein ist, dass das „Still Face Experiment“ immerhin auf dem Boden einer guten Mutter-Kind-Beziehung stattfand. Daher ist der Säugling auch rasch bereit, sich wieder auf die Beziehung mit der Mutter einzulassen, als diese – auf ein Signal des Versuchsleiters hin – das Kind erneut anlächelt und tröstet.

Aber wie viele Kinder haben die Erfahrung gemacht, dass nach wenigen Minuten der Missachtung oder Abwesenheit kein Elternteil kommt, um die liebevoll spiegelnde Interaktion wieder aufzunehmen! Wenn etwa

9 Im Internet unter *http://www.youtube.com/watch?v=apzXGEbZht0* (Zugriff 19.12.2013).

Eltern depressiv, suchtkrank oder ihrerseits traumatisiert sind, dann können sie dem Kind nicht das geben, was in der Tiefenpsychologie als der liebevoll spiegelnde Glanz im Auge der Eltern bezeichnet wird.

Es ist hinzuzufügen, dass es im Leben vieler Menschen zum Glück auch sogenannte „Resilienzfaktoren" gibt: heilende Einflüsse, die Mängel in der frühkindlichen Erziehung ausgleichen und dafür sorgen können, dass ein Mensch trotz erlittener früher Missachtungen später ein gesundes Leben führen kann. Solche Faktoren können zum Beispiel eine gesunde Konstitution sein, aber auch soziale Einflüsse wie etwa eine liebevolle Tante, ein unterstützender Freundeskreis, ein verständnisvoller Lehrer, eine heilsame Beratung, Seelsorge, Psychotherapie oder, im hohen Alter, eine wertschätzende Pflegefachperson. Sie als Pflegerin oder Pfleger können ein heilsamer Faktor im Leben einer Klientin, einer Bewohnerin oder ihrer Angehörigen sein.

Wenn Säuglinge, Kinder oder Jugendliche massive oder traumatische Missachtungen erleiden mussten, so ist dies nicht immer auf individuelles Versagen ihrer Eltern zurückzuführen, häufig stehen dahinter auch kollektive Faktoren:

— So fiel in Deutschland über mehrere Generationen ein Großteil der Männer als liebevolle Väter aus, weil sie „im Krieg geblieben" waren: körperlich – hunderttausende Kinder wuchsen vaterlos auf – oder seelisch, weil die Väter traumatisiert, von der Hölle des Krieges und der Kriegsgefangenschaft seelisch verwundet zurückkehrten. Passenderweise werden Väter in den meisten psychologischen Theorien zur frühkindlichen Situation gar nicht erwähnt. Dabei können auch Väter ein Kleinkind wertschätzend spiegeln.
— Auch die Arbeitsbedingungen können eine wichtige Rolle spielen. Wenn Eltern an einem weit entfernt gelegenen Ort arbeiten oder wenn sie unter entwürdigenden Arbeitsbedingungen entfremdet „malochen" müssen, dann sind sie abends vielleicht zu müde oder haben sich sich selbst zu weit entfremdet, um ihre Kinder noch liebevoll spiegeln zu können.
— Ein weiterer Faktor kann die Erziehungstradition einer Gesellschaft sein. In Deutschland war lange Zeit die Missachtung von Säuglingen Teil der Erziehung.

„Die deutsche Mutter und ihr erstes Kind"

Die deutsche Erziehungstradition der Missachtung von Kindern ist sehr viel älter als der Nationalsozialismus, wurde von diesem aber besonders betont und propagiert, insbesondere in dem frühkindlichen Erziehungsratgeber „Die deutsche Mutter und ihr erstes Kind" der Kinderärztin Johanna Haarer (Haarer 1934). Darin rät die Autorin „unbedingt" dazu, das Kind „von der Mutter getrennt unterzubringen und es ihr nur zum Stillen zu reichen", pünktlich alle vier Stunden (Haarer 1934, S. 111).

Die Autorin fordert außerdem: „Das Kind wird gefüttert, gebadet und trockengelegt, im übrigen aber vollkommen in Ruhe gelassen. Am besten ist das Kind in einem eigenen Zimmer untergebracht, in dem es auch allein bleibt (…) Von vornherein mache sich die ganze Familie zum Grundsatz, sich nie ohne Anlass mit dem Kinde abzugeben." Abwertend warnt sie außerdem davor, dem Kind „allzu laut und heftig" liebevolle Gefühle zu zeigen (Haarer 1934, S. 171).

Wenn das Kind „handwerklich" korrekt versorgt ist und dennoch schreit, bekommt es einen Schnuller. „Versagt auch der Schnuller, dann, liebe Mutter, werde hart! Fange nur ja nicht an, das Kind aus dem Bett herauszunehmen, es zu tragen, zu wiegen oder auf dem Schoß zu halten (…) Das Kind wird nach Möglichkeit an einen stillen Ort abgeschoben, wo es allein bleibt, und erst zur nächsten Mahlzeit wieder vorgenommen." (Haarer 1934, S. 176f.).

Offenkundig kann sich bei solchen Praktiken ein verlässliches, liebevolles Spiegeln im Auge der Mutter nicht ereignen. Wenn wir bedenken, in welchen Abgrund von Verzweiflung der Säugling im „Still Face Experiment" innerhalb nur weniger Minuten gerät, dann lässt sich erahnen, welches Ausmaß an seelischer Not durch die NS-Pädagogik systematisch erzeugt wurde: ein abgrundtiefer Hunger danach, gesehen zu werden.[10]

10 Zu welchem Zweck genau diese frühkindliche Erziehung von den Nationalsozialisten propagiert wurde, wurde im Rahmen des Forschungsprojekts „Geschichte und Erinnerung" deutlich, und zwar in Interviews mit Anhängern des Nationalsozialismus. In den Interviews verurteilten viele der alten Männer und Frauen Adolf Hitler als Verbrecher, um nur wenige Minuten später mit leuchtenden Augen davon zu schwärmen, „er" habe ihnen in die Augen geschaut. Ein Interview ist gänzlich in der Vergangenheitsform gesprochen, abgesehen von einem einzigen Satz: „und er blickt mir in

Johanna Haarers Erziehungsratgeber erschien erstmals 1934 und wurde unter anderem in den NS-Jugendorganisationen für Mädchen (Bund Deutscher Mädel, BDM) systematisch eingesetzt, um die künftigen „deutschen" Mütter zu schulen. Das Buch wurde nach Kriegsende mehrfach modernisiert, etwa das Wort „deutsche" im Titel entfernt, und bis 1987 in Auflagen von mehr als 1,2 Millionen Exemplaren verlegt. Es hatte einen enormen Einfluss auf die deutsche Erziehungstradition, einen Einfluss, der erst in den letzten Jahrzehnten langsam abzunehmen beginnt.

Nachwirkungen

Viele der alten Menschen jedoch, die heute auf Pflege angewiesen sind, wurden nach dieser Tradition erzogen. Für viele dieser Menschen kann es eine exis-tenzielle Dimension haben, gesehen zu werden oder nicht. Wenn zum Beispiel die Pflegefachperson in Gedanken durch den Flur einer Pflegeeinrichtung geht und eine Bewohnerin aus Versehen übersieht, kann diese dadurch seelisch in einen Abgrund von Minderwertigkeitsgefühlen oder -fantasien („die mag mich nicht") stürzen. Die Pflegefachperson bemerkt hingegen die Situation gar nicht und wundert sich beim nächsten Kontakt, warum Frau Schmidt plötzlich so verschlossen oder feindselig reagiert.

Um Menschen mit Scham zu erfüllen, kann es genügen, ihr Grundbedürfnis nach Anerkennung zu verletzen: sie zu missachten, zu übersehen, zu ignorieren oder wie Luft zu behandeln.

Dies sind übrigens auch uralte Herrschaftsinstrumente, denken wir etwa daran, wie hierzulande über Jahrhunderte Leibeigene von ihren Feudalherrn behandelt wurden. Etwas davon ist auch in die

die Augen", wie wenn dem Erzählenden dieser Augen-Blick bis heute gegenwärtig wäre. Zugespitzt formuliert scheint vielen Interviewten Hitlers (vermeintlicher) Blick in ihre Augen bis heute das Erlebnis ihres Lebens zu sein, verglichen mit dem die Millionen Ermordeten fast wie zweitrangig anmuten. Offenbar vermochte es die nationalsozialistische Propaganda, die frühkindlichen Defizite ihrer Anhänger – ihren Hunger nach Anerkennung – für sich zu instrumentalisieren (Marks 2022).

Erziehung eingeflossen, indem etwa Kinder dadurch bestraft wurden, dass man sie eine Zeitlang nicht angeschaut hat; viele ältere Menschen haben diese Art von Bestrafung noch in ihrer Kindheit und Jugend erlebt.

Positiv formuliert: Wir ersparen einem Menschen vermeidbare, überflüssige Scham, wenn wir ihm oder ihr mit Anerkennung begegnen, mit einer Haltung von Aufmerksamkeit und Wertschätzung. Dies ist der erste Aspekt von Menschenwürde.

Anerkennung bedeutet freilich nicht, dass wir alle Verhaltensweisen eines Menschen für gut befinden müssen. Die Familientherapeutin Annette Frankenberger warnt vor der „Tollwut" mancher Eltern, die alles „toll" finden, was ihre Kinder machen (Frankenberger 2011). So eine Haltung ist nicht hilfreich, denn manchmal zeigen Kinder Verhaltensweisen, die hinterfragt, konfrontiert und korrigiert werden müssen. Auch manche Verhaltensweisen von Klientinnen müssen Pflegende nicht „toll" finden, ob etwa das Einkoten oder – auf anderer Ebene – wenn etwa Klienten in ihrer Vergangenheit schuldig geworden sind, zum Beispiel ältere Männer, die während des Krieges Verbrechen begangen haben.

Es geht nicht darum, alles gut zu heißen, aber vielleicht kann es gelingen, zwischen Tat und Mensch zu unterscheiden und „hinter" dem Verhalten eines Menschen dessen Einzigartigkeit zu erkennen. Diese Haltung drückt ein Text des Musikers Pablo Casals sehr schön aus: „Weißt du, was du bist? Du bist ein Wunder! Du bist einmalig! Auf der ganzen Welt gibt es keinen zweiten Menschen, der genauso ist wie du. Und Millionen von Jahren sind vergangen, ohne dass es je einen Menschen gegeben hätte wie dich" (Casals 1971, S. 220).

Scham infolge von Grenzverletzungen

Die Botschaft des ersten Grundbedürfnisses lautet: „Sieh mich!" Daneben entwickelt sich in der Kindheit allmählich ein zweites Grundbedürfnis, dessen Botschaft heißt: „Sieh mich nicht bzw. nicht alles von mir!" Dies ist das

Bedürfnis nach Schutz, es wird durch die Intimitätsscham reguliert. Ein wichtiger Schritt in deren Entwicklung ist zum Beispiel der Moment, in dem ein Kind nicht mehr nackt vor seinen Eltern herumlaufen oder wenn die junge Tochter nicht mehr alle Geheimnisse mit ihrer Mutter teilen möchte. Metaphorisch wird dieser Entwicklungsschritt in der Bibel, in der Paradiesszene geschildert: Adam und Eva erkannten, dass sie nackt waren, und entwickelten daraus das Bedürfnis, ihre Blöße zu bedecken.

Schamgefühle können ausgelöst werden, wenn das Grundbedürfnis nach Schutz verletzt wird und etwas Persönliches, Verletzliches von uns öffentlich sichtbar wurde; wenn Intimitätsgrenzen verletzt und etwas Privates nach außen getragen wurde, *körperlich* oder *seelisch.*

Dies kann entweder *aktiv* geschehen, zum Beispiel wenn ein Mensch zu viel von sich preisgegeben hat und sich im Nachhinein dafür schämt:

So kann es etwa in einem Beratungsgespräch vorkommen, dass eine Klientin gleich im ersten Gespräch sehr intime Details aus ihrem Leben erzählt. Die Beraterin mag von der großen Offenheit der Klientin angetan sein – und sich später wundern, weshalb diese zum zweiten Termin nicht mehr erscheint. Die Klientin schämt sich jedoch im Nachhinein für das, was sie nach außen gezeigt hat, und bricht als Konsequenz den Kontakt zu der Beraterin ab.

Grenzverletzungen können auch *passiv* geschehen, wenn andere Menschen etwas in die Öffentlichkeit zerren, das für die betreffende Person etwas Intimes ist (Schüttauf, Specht & Wachenhausen 2002):

Das ist zum Beispiel der Fall, wenn eine Schülerin einen Liebesbrief an einen Mitschüler schreibt und ihn unter den Bänken durchreicht, einer der Mitschüler den Brief jedoch nicht weitergibt, sondern öffnet und laut der Klasse vorliest. Aus solchen Grenzverletzungen lernen Heranwachsende idealerweise, achtsamer mit ihren Liebesgefühlen umzugehen.

Traumatische Erfahrungen

Menschen lernen im Laufe ihrer Entwicklung, ihre Grenzen zu regulieren und je nach Situation zu entscheiden: „Was von mir kann ich hier zeigen, was nicht“, körperlich und seelisch. Es gibt jedoch Menschen, deren Grenzen in massiver oder traumatischer Weise verletzt wurden, etwa Überlebende von Folter, von sogenanntem „Missbrauch“[11] oder Vergewaltigung. Sie bleiben häufig mit massiven Schamgefühlen zurück – dies ist die Scham von *Opfern*[12] (auf die Scham von *Tätern* werden wir im übernächsten Abschnitt zu sprechen kommen).

Solche Erfahrungen können zur Folge haben, dass die Betroffenen in ihrem weiteren Leben eine besondere Empfindlichkeit in Bezug auf ihre Grenzen entwickeln:

— Sie suchen dann etwa ihren Intimbereich auf eine Weise zu schützen, die ihren Mitmenschen möglicherweise „übertrieben“ vorkommt, etwa indem sie schon bei einer leichten Berührung an der Schulter zusammenzucken und zurückschrecken. Viele Frauen wurden im Krieg vergewaltigt und können darüber aus Scham mit niemandem sprechen. Für die Pflege kann das eine große Herausforderung sein, wenn sie sich mit Kratzen, Beißen oder Schlagen gegen die Pflege wehren.

— Andere verlassen über Monate oder Jahre ihre Wohnung nicht mehr. Dieses Phänomen wurde zuerst in Japan beobachtet, daher auch die Bezeichnung „Hikikomori-Syndrom“. Dort isolieren sich Tausende vorwiegend junge Männer (manche Schätzungen gehen von bis zu einer Million aus, die Dunkelziffer ist hoch). Ähnliche Phänomene gibt es auch in Deutschland, sie werden zu den „sozialen Phobien“ gerechnet.

— Massive Grenzverletzungen können auch dazu führen, dass Menschen sich in geradezu demonstrativer Weise besonders schamlos verhalten – in einer paradox anmutenden Gegenreaktion, die in der Tiefenpsychologie als „Reaktionsbildung“ bezeichnet wird. Richtig unverschämt kann uns das vorkommen, wenn sich beispielsweise ein Klient demonstrativ vor der Pflegefachperson nackt zeigt. Die Botschaft lautet: „Schaut alle her,

11 Wir halten den Begriff „Missbrauch“ für problematisch, da er unterstellt, es gebe akzeptable Formen, Menschen zu „gebrauchen“.

12 Die Scham von Überlebenden des Holocaust schildert eindrucksvoll Primo Levi (Levi 1990).

wie frei von Scham ich bin." Die betroffene Person tritt sozusagen die Flucht nach vorne an.

Um Menschen mit Scham zu erfüllen, kann es genügen, ihr Grundbedürfnis nach Schutz zu verletzen: ihre körperlichen oder seelischen Grenzen nicht zu achten und etwas in die Öffentlichkeit zu zerren, was für sie privat, intim, verletzbar ist.

Auch Grenzverletzungen sind ein traditionelles Herrschaftsinstrument. So wurden hierzulande über Jahrhunderte nicht konforme Mitmenschen an Prangern öffentlich bloßgestellt und gezwungen, sich selbst lächerlich zu machen. Etwas davon ist auch in die Pädagogik eingeflossen, etwa in den Unterricht des Werklehrers, der durch das Klassenzimmer geht und den von Karl gebastelten Drachen nach oben hält mit dem Kommentar, „dass Karl, der Schmierfink, sich mal wieder nicht an die Arbeitsanweisungen gehalten hat" (Prengel & Heinzel 2003, S. 120). Er weist so betont darauf hin, wie schlecht der Drachen von Karl aussieht.

Positiv formuliert: Einem Menschen vermeidbare, überflüssige Scham zu ersparen bedeutet, ihm einen geschützten Raum zur Verfügung zur stellen – dies ist der zweite Aspekt von Menschenwürde.

Pflegenden kommt die besondere Verantwortung zu, mit den teils intimen Informationen der Klientinnen vertraulich umzugehen und sorgfältig zu unterscheiden, was die anderen an der Pflege beteiligten Personen wissen müssen und was nicht. Das Thema Schutz ist gerade für die Pflege eine besondere Herausforderung, ist es doch unvermeidbar, dass zum Beispiel beim Waschen intime Körperregionen entblößt werden müssen. Umso notwendiger ist es, dass dies in einer möglichst schützenden Art und Weise geschieht.

Scham infolge von Ausgrenzung

Schamgefühle können ausgelöst werden, wenn man etwas getan hat, was „man" nicht tut, was sich „nicht gehört"; wenn man sich „daneben" benommen hat, wenn man sich „peinlich" verhalten hat und daraufhin scheel angesehen, gemieden oder ausgegrenzt wird; wenn man etwas gemacht hat, was den Erwartungen und Normen der Mitmenschen, der Gesellschaft nicht entspricht (Landweer 1999, 2013). Wenn man nicht das ist, was andere als „normal" betrachten. Bei diesem Aspekt von Scham geht es um die Blicke der anderen, um das „Ansehen", die „Ehre" einer Person beziehungsweise um deren Verlust („Schande"). Im Vordergrund stehen die Werte der jeweiligen Familie, Sippe, Umgebung oder Gesellschaft.

Scham infolge von Ausgrenzung entzündet sich am Unterschied zwischen dem, der ich *bin*, und dem, der ich aufgrund der Bewertungen durch andere *sein sollte*. Im Hintergrund dieser Scham steht das Grundbedürfnis nach Zugehörigkeit.

Wie existenziell dieses Bedürfnis ist, wurde in einem Experiment gezeigt:

In der Untersuchung spielten die Versuchspersonen am Laptop mit zwei anderen Personen einen Ball hin und her. Dabei lagen sie in einer Computertomografie-Röhre, sodass beobachtet werden konnte, welche Gehirnregionen jeweils aktiv waren. Nach einiger Zeit wurden die Versuchspersonen aus dem Spiel ausgegrenzt, das heißt sie mussten zuschauen, wie ihre beiden Mitspieler sich den Ball allein hin und her zuspielten. Dabei zeigte sich, dass beim Erleben von Ausgrenzung dieselben Gehirnregionen aktiv sind wie bei existenzieller Angst (Panksepp 2003).

So furchterregend kann es sein, nicht dazuzugehören. Es erklärt auch die Beobachtung von Völkerkundlern bei sogenannten „primitiven" Stämmen, wonach Menschen, die ihres Stammes verwiesen wurden, nicht selten sterben („sozialer" oder „psychogener Tod", Kächele 1970). Auch Opfer von Mobbing, die Ausgrenzungen im Betrieb erleben, können lebensbedrohliche Herzerkrankungen entwickeln (Marks 2021, S. 36f.).

Die Macht der Werte und Normen

Worin die herrschenden Werte der heutigen Gesellschaft in Deutschland bestehen, dies demonstriert uns jede Litfaßsäule, jede Illustrierte, jedes

Filmplakat. Tagtäglich bombardieren sie uns mit der Botschaft: „Sei immerzu jung und schön und gesund und sportlich und faltenfrei und gut gelaunt und schlank und selbst-optimiert und gut gekleidet und erfolgreich und potent …". Wer all dies nicht ist, der soll sich schämen und muss damit rechnen, beschämt zu werden, ob als „dick" oder „übergewichtig", ob als „Schrott" – so der damalige Bundesinnenminister Otto Schily über alte Menschen – oder als „Versager", „Schmarotzer"[13] und so weiter.

Wir haben den Eindruck, dass in den vergangenen Jahrzehnten der Erwartungsdruck, der von den Idealbildern ausgeht, höher und immer noch höher geschraubt wurde. Früher galt zum Beispiel ein 50-jähriger Mann noch als Mann „in den besten Jahren", so etwa die Werbefigur des Tchibo-Kaffeeexperten, ein älterer Mann mit Glatze und Bauch, der gemächlich durch lateinamerikanische Kaffeeplantagen schlenderte – heute wäre er ein „Auslaufmodell". Während in anderen Kulturen, zum Beispiel der im Iran, alte Menschen wegen ihrer Lebenserfahrung besonders geschätzt sind, sprechen in Deutschland Politiker vom „Altenberg" oder von der „Rentnerschwemme" (Unwort des Jahres 2006). Menschen, die der Hilfe bedürfen, werden auf „Fälle" reduziert und diejenigen, die ihnen helfen, zu „Kostenstellen" gemacht.

Es gibt Kulturen, in denen es ein Zeichen der Ehre ist, nicht arbeiten zu müssen. Im Unterschied dazu gelten in Deutschland traditionell Arbeit, Leistung und Stärke als positive Werte. Folglich schämen sich hierzulande Menschen für ihre „soziale Schwäche", wenn sie etwa ihren Arbeitsplatz verloren haben. Nicht wenige gehen dann Montag früh trotzdem mit der Aktentasche aus dem Haus, weil sie sich vor Nachbarn oder der eigenen Familie schämen. Ihre Scham hat übrigens nichts mit Schuld zu tun. Scham und Schuld werden ja gern verwechselt, zu Unrecht. Wenn etwa eine Firma die Produktion nach China verlegt und engagierte Mitarbeiterinnen entlässt, dann sind diese nicht schuldig. Nichtsdestotrotz schämen sich viele Arbeitslose, desgleichen Menschen, die im Leben gescheitert oder arm oder krank sind.

13 Mehr als die Hälfte der Deutschen hält Hartz-IV-Empfänger für „zu faul, zu schlecht ausgebildet, zu wählerisch oder zu bequem" (Selke 2013, S. 45).

Der US-amerikanische Sozialwissenschaftler Robert Crawford erklärt den Ausschluss kranker Menschen aus der Gesellschaft damit, dass in westlichen Kulturen der Körper die Funktion habe, wirtschaftlichen Erfolg zu sichern (Crawford 1984). „Nützliche Körper" („useful bodies"), die funktionsfähig, kontrollierbar und berechenbar sind, halten die Wirtschaft am Laufen und den Wohlstand hoch. Kranke Menschen hingegen haben es nicht geschafft, sich diese Körper zu schaffen oder zu erhalten. Dafür werden sie von den „Gesunden" beschämt und beschuldigt.

Gleichzeitig sind es diese von Krankheit, Alter, Behinderung betroffenen Menschen („die ungesunden Anderen", „the unhealthy others"), die alle daran erinnern, dass die Kontrollierbarkeit von Gesundheit und Schönheit nur eine Illusion, eine Erfindung von Industriegesellschaften ist, die mit dem Leben nicht vereinbar ist. Sie lösen deshalb bei den „Gesunden" Angst davor aus, eines Tages selbst betroffen zu sein, mit der produktiven Gesellschaft nicht mehr mithalten zu können. Diese Angst wird auf „die ungesunden Anderen" projiziert, also nach außen verlagert. Jene werden für schuldig erklärt und ausgegrenzt.

Es gibt viele Anlässe, sich zu schämen

Der Blick auf die Werte und Normen der westlichen Industrienationen erklärt, weshalb hierzulande Alter, Gebrechen oder Arbeitslosigkeit abgewertet und mit Scham behaftet sind. Das gilt auch für Krankheiten (vor allem sexuell übertragbare), für Essstörungen, Suizid(versuch), Alkoholismus und vieles mehr. Im Englischen werden Menschen, die davon betroffen sind, als „verletzbare Patienten" bezeichnet („vulnerable patients", zum Beispiel bei McFall u. a. 2009). Diese Bezeichnung macht darauf aufmerksam, dass sie besonders verletzlich sind und somit in Gefahr, zusätzlich beschämt zu werden.

Scham infolge von Ausgrenzung dreht sich auch um die Gefühle, die durch „Schwäche", Abhängigkeit und Hilfsbedürftigkeit ausgelöst werden können. Sie führt dazu, dass gegenwärtig „die Hälfte aller Anspruchsberechtigten auf Sozialleistungen ihre Bürgerrechte aufgrund von Scham nicht geltend macht" (Selke 2013, S. 42).

Ein weiteres Beispiel:

Die Leitung einer Einrichtung, die alten Menschen mit „Essen auf Rädern" beliefert, hatte die Beobachtung gemacht, dass immer mehr Bezieherinnen sich abmeldeten, vermutlich weil sie das Essen nicht mehr bezahlen konnten. Daraufhin wurden Sponsoren gewonnen, die die Kosten für das Essen der bedürftigen alten Menschen spenden wollten. Damit das Sponsorenprogramm greifen konnte, war es jedoch erforderlich, dass sich die Personen meldeten, die aus Geldmangel den Essensbezug gekündigt hatten. Wie sich herausstellte, meldete sich aber niemand, und dass obwohl das Programm öffentlich bekannt gemacht wurde. Die Betroffenen verzichteten eher auf warme Mahlzeiten, als ihre Bedürftigkeit öffentlich zu machen.

Bei Scham infolge von Ausgrenzung geht es auch um die Gefühle von Analphabetinnen. Es wird geschätzt, dass in Deutschland etwa sieben Millionen Menschen betroffen sind, die Dunkelziffer ist hoch. Es geht auch um die Gefühle von Menschen mit geringem beruflichen Status, von Menschen, die eine Behinderung haben, und von denen, die auf Pflege angewiesen sind.

Die meisten Menschen haben im Laufe ihres Lebens mehr oder weniger gut gelernt, sich gemäß den Werten und Erwartungen ihrer Umwelt zu verhalten, sodass sie dazugehören und nicht als „schwach" ausgegrenzt werden:

Ein gutes Beispiel ist der Handwerksmeister, der sich über Jahrzehnte durch harte Arbeit Zugehörigkeit und Ansehen in der Dorfgemeinschaft erarbeiten konnte. Aber von einem Tag auf den anderen, vielleicht nach einem Schlaganfall, wird er bedürftig nach Hilfe und Pflege. Aus Scham weigert er sich jedoch, die gelbe Binde mit den schwarzen Punkten als Zeichen seiner körperlichen Behinderung zu tragen. Er riskiert so möglicherweise sein Leben, wenn er ohne Binde in die Öffentlichkeit geht. Zunehmend vergräbt er sich in seinem Zimmer und vereinsamt immer mehr.

Es gibt viele Menschen, für die das Grundbedürfnis nach Zugehörigkeit eine existenzielle Dimension haben kann. Das gilt zum Beispiel für Menschen, die massive Ausgrenzungen erleiden mussten, wie etwa die schätzungsweise zwölf Millionen Flüchtlinge und Vertriebene, die nach Ende des Zweiten Weltkrieges überwiegend nach Westdeutschland zogen und dort häufig feindselig empfangen wurden, als „Hurenflüchtlinge“, „Gesindel“ und dergleichen. Seit den 1950er Jahren kamen weitere Millionen von Gastarbeiterinnen und Gastarbeitern, später auch Spätaussiedlerinnen und Asylbewerberinnen. Heute leben in Deutschland mehr als 15 Millionen Menschen mit Migrationshintergrund, das ist fast ein Fünftel der Bevölkerung.

Viele von ihnen wurden mit Verachtung empfangen. Bis heute sind große Teile der Bevölkerung ihnen gegenüber feindselig eingestellt: Mehr als die Hälfte des Bundesbürger ist der Meinung, es gäbe zu viele Ausländer im Land. Viele werfen ihnen vor, Arbeitsplätze wegzunehmen, das Sozialsystem zu belasten und kriminell zu sein. Bis heute gehören Entwürdigungen von sogenannten „Ausländern“ zum Alltag in Deutschland. Dabei leben viele von ihnen schon in der zweiten oder dritten Generation in Deutschland und besitzen deutsche Pässe: Sie *sind* Deutsche. Viele von ihnen haben enorme Anstrengungen unternommen, um zur deutschen Gesellschaft dazuzugehören – dennoch werden sie oft zurückgewiesen und benachteiligt. So bekam ein türkischstämmiger Unternehmensberater vom Leiter eines großen Unternehmens zu hören: „Sie können drei deutsche Pässe haben, für mich bleiben Sie ein Türke“ (Sontheimer 2008, S. 53).

In der Pflege sind Menschen mit Migrationshintergrund sowohl auf der Seite der Beschäftigten als auch auf der Seite der Klientinnen und Klienten zu finden. Rund zehn Prozent der Menschen mit Migrationshintergrund sind älter als 65 Jahre[14]. Wenn diese Menschen pflegebedürftig werden, hoffen sie auf eine Pflege, die ihre kulturellen und religiösen Bedürfnisse nicht nur respektiert, sondern auch berücksichtigt und ihnen so Zugehörigkeit und Anerkennung vermittelt.

> Um Menschen mit Scham zu erfüllen, kann es ausreichen, ihr Grundbedürfnis nach Zugehörigkeit zu verletzen, ihnen zu vermitteln: „Sie sind fremd! Sie gehören nicht dazu!“

14 *http://www.statistik-bw.de/Veroeffentl/Monatshefte/essay.asp?xYear=2014&xMonth=02&eNr=03* (Zugriff 05.05.14)

Ausgrenzung ist uraltes Machtinstrument. Auch in Mitteleuropa wurde abweichendes Verhalten über Jahrhunderte durch Landesverweis (sogenannte „Ächtung“ oder „Bann“) bestraft. So waren beispielsweise in Frankfurt am Main im 17. Jahrhundert 97 Prozent aller Strafen mit einem Landesverweis verknüpft.

Positiv formuliert: Einer Person vermeidbare, überflüssige Scham zu ersparen und sie in ihrer Würde zu unterstützen bedeutet, ihr Zugehörigkeit zu vermitteln, sie zu integrieren.

Scham infolge von Verletzungen der eigenen Werte

Schamgefühle können auch ausgelöst werden, wenn ein Mensch seine eigenen Werte verletzt. Bei dieser „Gewissensscham“ oder „moralischen Scham“ geht es nicht – wie im vorigen Abschnitt – um die Erwartungen und Normen der *anderen*, sondern um die *eigenen* Werte.

Es ist die Scham, die zurückbleibt, wenn wir unser eigenes Gewissen verletzt haben, wenn wir schuldig geworden sind. Beispielsweise hat eine überforderte pflegende Angehörige ihre demenziell erkrankte Mutter geschlagen. Wurde sie dabei von Außenstehenden beobachtet, erlebt sie die vorhin genannte Form von Scham: Sie verliert ihr „Ansehen“ in den Augen der Beobachterinnen. Aber selbst wenn sie niemand beim Schlagen gesehen hat und ihre Handlung nicht an die Öffentlichkeit kommt, wird die pflegende Angehörige sich auch *vor sich selbst* schämen.

Dies ist die Scham von *Tätern*. Sie kann so massiv sein, dass sie im Extremfall bis zum Suizid führen kann. So haben zum Beispiel seit Ende des Vietnamkrieges mehr US-Kriegsveteranen ihr Leben durch Suizid verloren als US-Soldaten im Krieg gefallen sind. Noch dramatischer sind die Zahlen gegenwärtig bei Heimkehrern aus dem Irak oder Afghanistan. Manche der alten Menschen, die heute auf Pflege angewiesen sind, empfinden möglicherweise Schamgefühle wegen ihrer einstigen Unterstützung für Adolf Hitler und das „Dritte Reich“. Ihr damaliges Handeln mag für sie eine seelische Last sein, über die sie zeitlebens vielleicht nie sprechen konnten.

Hinter der hier thematisierten vierten Form der Scham steht das Grundbedürfnis nach Integrität. Darunter verstehen wir das Bemühen von Menschen, ihr Handeln mit ihren persönlichen Werten in Übereinstimmung zu bringen. So sprechen wir zum Beispiel von einem integren Menschen als jemandem, der sich selbst und seinen Überzeugungen treu geblieben ist.

In diesem Sinne können Schamgefühle auch zurückbleiben, wenn wir uns selbst im übertragenen Sinn „etwas schuldig bleiben", indem wir beispielsweise unseren Lebenssinn aus den Augen verlieren oder sinnwidrige, entfremdete „Jobs" erledigen. Manche alte Menschen blicken vielleicht mit Bitterkeit auf ihr Leben zurück, weil sie im Nachhinein erkennen müssen, dass sie ihr wahres Talent nicht entwickeln konnten.

Hierher gehört auch die Scham der *Zeugen* von Unrecht. In den Sozialwissenschaften wurde sie lange übersehen. Eindrücklich geschildert wird sie hingegen in Khaled Hosseinis Roman „Drachenläufer" (Hosseini 2003): Ein Junge beobachtet, wie sein Freund vergewaltigt wird. Aus Angst steht er ihm nicht bei. Dafür schämt er sich so sehr, dass darüber die Freundschaft zerbricht. Die Scham vergiftet sein Leben für Jahrzehnte.

> Um einen Menschen mit Scham zu erfüllen genügt es, ihn zu zwingen, seine eigenen Werte zu verletzen. Dies kann in personaler Weise erfolgen, zum Beispiel wenn ein Vorgesetzter bei einer Teambesprechung eine Kollegin demütigt. Die Demütigung ist nicht nur eine Sache zwischen ihm und der betreffenden Kollegin. Vielmehr werden auch die Zeugen der Szene genötigt sich zu schämen. Alle Teammitglieder sind peinlich berührt, erstarren und wenden den Blick ab.
>
> Es gibt jedoch auch strukturelle Rahmenbedingungen, in denen Menschen gezwungen werden, ihr Grundbedürfnis nach Integrität zu verletzen. So werden viele Pflegefachpersonen durch die Struktur des Pflegesystems gezwungen, alte Menschen unter einem Zeitdruck „abzufertigen", den sie mit ihrem Gewissen nicht vereinbaren können.

Menschen zu zwingen, ihre eigenen Werte zu verletzen, ist ein alt bekanntes Herrschaftsinstrument.[15] Aus diesem Grund waren Pranger und Hinrichtungen über Jahrhunderte öffentlich. Im Barock zum Beispiel wurden Hinrichtungen als pomphafte Umzüge begangen, mit Musik, Richter, Opfer, Scharfrichter sowie Schulmeister und Schulkindern, die alle zuschauen mussten. Etwas davon ist auch in die Erziehungstradition eingeflossen. So berichten in Fortbildungen nicht selten Lehrkräfte von der zweiten Phase ihrer Ausbildung, Referendariat: Der Ausbilder gab diesen Tipp: „Wenn Sie Probleme mit einer Klasse haben, dann greifen Sie sich einen Schüler heraus und machen ihn zum Gespött. Dann haben Sie Ihre Ruhe!"

Positiv formuliert: Wir ersparen einer Person vermeidbare Scham und unterstützen sie in ihrer Würde, wenn wir ihre Werte respektieren.

In der Arbeit mit delinquenten Jugendlichen oder Straftätern mag die Forderung nach Respekt befremden, wenn diese zum Beispiel Gewalt befürworten. Unseres Erachtens führt jedoch kein Weg daran vorbei, ihre Wertewelt zuallererst anzuerkennen (was nicht bedeuten muss, die Werte Anderer auch zu teilen) – um dann mit ihnen in die Auseinandersetzung über Werte zu gehen. Eine solche Auseinandersetzung ist nicht mehr möglich, wenn die Straftäter zuvor in die Scham gezwungen wurden, indem sie genötigt wurden, ihre Integrität zu verletzen.

In der Pflegearbeit mit betagten Menschen, vor allem mit Menschen, die im „Dritten Reich" Adolf Hitler unterstützten, mag es ebenfalls befremden, ihre Werte respektieren zu wollen – wenn sie beispielsweise heute noch ihr Tun von damals verteidigen oder Sätze sagen wie: „So einer würde

15 Ein bedrückendes Beispiel: Während des letzten Irakkrieges warfen US-amerikanische Flugzeuge Lebensmittelpakete über Bagdad ab, von denen manche Schweinefleisch enthielten. Damit wurden hungernde muslimische Iraker in den Gewissenskonflikt gezwungen, entweder zu hungern beziehungsweise die Familie nicht ernähren zu können oder die islamischen Werte zu verletzen.

hier mal aufräumen mit all der Arbeitslosigkeit und der Kriminalität." Wir haben die Erfahrung gemacht, dass auch hier kein Weg daran vorbeiführt, die Wertewelt dieser Klienten zuallererst anzuerkennen.

Das geht unseres Erachtens nur, wenn konsequent eine Trennung zwischen *Person* und *Aktion* gelebt wird. Das bedeutet, dass die Person immer Anerkennung bekommt. Ihre Meinung oder Tun, also die Aktion, brauchen wir hingegen nicht zu teilen und auch nicht gut zu finden. Eine Pflegende könnte sinngemäß zu dem Klienten sagen: „Herr Müller[16], ich nehme an, dass Sie Ihre Gründe haben, das so zu vertreten. Mir geht es kalt den Rücken runter, wenn ich das höre, denn ich denke an all das Leid, das durch Hitler, seine Anhänger, durch Krieg und Verfolgung in der Welt entstanden ist. Ich teile Ihre Meinung nicht."

Sie könnte auch, je nach eigener innerer Haltung, noch einen Satz hinzufügen. Wenn sie sich für Herrn Müller wirklich interessiert, könnte sie ihn fragen, wie er eine solche Einstellung heute noch vertreten kann; was er erlebt hat, das ihn so etwas sagen lässt. Sie könnte versuchen zu verstehen, was hinter seiner Aussage steckt. Wenn sie aber damit nichts zu tun haben möchte, kann sie auch sagen, dass sie gerne mit ihm über alles Mögliche redet, aber von solchen Aussagen verschont werden möchte.

Eine Pflegefachperson auf einer Intensivstation hat einmal erzählt, dass sie in der Nacht einen Klienten pflegen musste, der seine Ehefrau umgebracht hatte. Dass dies für sie sehr schwer war, ist gut nachvollziehbar. Aber auch hier gilt, dass Professionalität im Hinblick auf Schampsychologie bedeutet, zusätzliche, überflüssige Scham zu vermeiden, indem diese Person anerkannt wird. In geschütztem Rahmen die eigenen Gefühle, die diese Konfrontation auslöst, zu reflektieren, gehört ebenso zum professionellen Handeln, wie die Trennung zwischen Person und Aktion immer wieder zu üben.

16 … oder natürlich jeder beliebige andere Name. Die Anrede mit Namen ist aber wichtig, auch sie vermittelt die Anerkennung des anderen als Person.

Das „Würde-Mobile"

Wir haben in diesem Kapitel die vier Grundformen von Scham vorgestellt. Scham ist ein Warnsignal, das anzeigt, wenn eines der vier menschlichen Grundbedürfnisse verletzt wurde: nach Anerkennung, Schutz, Zugehörigkeit und Integrität. Weil wir Menschen verletzbar und in dieser vierfachen Weise bedürftig sind, ist es auch so einfach, andere Menschen zu beschämen: indem diese Bedürfnisse übergangen werden.

Positiv formuliert: Wir ersparen einem Menschen vermeidbare, überflüssige Scham, wenn wir ihm einen „Raum" bieten, in dem alle Beteiligten Anerkennung, Schutz, Zugehörigkeit und Integrität erfahren. Dies ist die Bedeutung von Menschenwürde aus schampsychologischer Sicht. Was das im Einzelnen für die Pflege bedeutet, soll im weiteren Verlauf des Buches ausgeführt werden.

Wir stellen uns die genannten vier Grundbedürfnisse wie ein Mobile, ein „Würde-Mobile", vor, das jeder Mensch in jeder Lebenssituation neu ausbalancieren muss. Dies ist eine lebenslange Herausforderung, da die genannten Bedürfnisse unter Umständen nur schwer miteinander zu vereinbaren sind:

— Zum Beispiel berichteten Teilnehmende an unseren Fortbildungen immer wieder von Konflikten zwischen ihren Bedürfnissen nach Zugehörigkeit und Integrität. Eine häufige Aussage lautete: „In meinem Betrieb geschieht Unrecht und eigentlich müsste ich dagegen etwas tun. Aber ich befürchte, dass ich sofort gemobbt würde, wenn ich etwas sagen würde. Daher halte ich meinen Mund und schäme mich vor mir selbst."

— Auch die Bedürfnisse nach Anerkennung und Schutz können konflikthaft sein, wenn zum Beispiel ein Kind hin und hergerissen ist zwischen dem Bedürfnis, ein selbstgeschriebenes Gedicht vorzulesen, und der Angst davor, ausgelacht zu werden. Wenn jedoch der Hunger nach Anerkennung übermächtig ist, besteht die Gefahr, dass das Bedürfnis nach Schutz darüber vernachlässigt wird. Dies lässt sich beispielsweise in Fernsehshows wie „Deutschland sucht den Superstar" beobachten, in denen junge Menschen sich selbst bloßstellen, getrieben vom Wunsch, um jeden Preis im Fernsehen aufzutreten und berühmt zu werden.

Das Beispiel illustriert auch, wie leicht Menschen aufgrund unerfüllter Grundbedürfnisse manipuliert und missbraucht werden können.

— Es gibt Schulklassen, in denen ein Klima herrscht, das die einzelne Schülerin nötigt, sich zwischen Anerkennung und Zugehörigkeit zu entscheiden: Wenn sie lernt und sich im Unterricht engagiert, bekommt sie zwar gute Noten und Anerkennung durch Lehrerinnen und Eltern, verliert zugleich aber die Zugehörigkeit zur Klasse, indem sie als „Streberin“ ausgegrenzt wird.

— In der Pflege stößt die Anerkennung der Bedürfnisse von Klientinnen auf das Bedürfnis von Pflegenden nach (Selbst-)Schutz. Pflegefachpersonen wollen und müssen dem Schutz ihrer körperlichen Grenzen Rechnung tragen und dürfen gleichzeitig die Bedürfnisse der Klientinnen nicht verletzen. Was können sie etwa tun, wenn eine Klientin in Panik gerät, wenn sie mit Hilfsmitteln, einem Lifter, bewegt wird, zugleich in ihrer Mobilität aber so eingeschränkt ist, dass die körperliche Belas-tung für die Pflegenden zu hoch wäre, wollten sie versuchen, sie ohne Hilfsmittel etwa aus dem Bett in den Rollstuhl zu bewegen? In diesem Fall könnte das „Würde-Mobile“ der Pflegefachpersonen wieder in Balance kommen, wenn sie die Klientin mit ihrem Bedürfnis anerkennen und zugleich ihren eigenen Schutz gewährleisten, indem sie beispielsweise durch Ausprobieren das richtige Hilfsmittel für sich und die Klientin finden: eines, das sie selbst entlastet und ihr keine Angst macht.

— Die Bedingungen in der professionellen Pflege zwingen etliche Pflegefachpersonen täglich dazu, ihre Integrität zu verletzen, indem sie Menschen in einer Art pflegen müssen, die sie mit ihrem Gewissen nicht (mehr) vereinbaren können. Der Schutz der Menschen, die sie pflegen, steht im Widerspruch zur Anerkennung der Bedürfnisse Einzelner: zum Beispiel wenn die absolut notwendigen, lebenserhaltenden Verrichtungen noch getätigt werden können, die Zeit aber nicht reicht, um eine sterbende Frau zu begleiten oder ihren trauernden Ehemann zu trösten. Wir kommen im Kapitel „Rahmenbedingungen von Pflege“ noch umfassender darauf zurück, wie diese das „Würde-Mobile“ von Pflegefachpersonen aus dem Gleichgewicht bringen (können).

Im Idealfall lernen Menschen im Laufe ihrer Entwicklung, ihr „Würde-Mobile“ mit den genannten vier Grundbedürfnissen mehr oder weniger gut auszubalancieren. Dennoch kann diese Balance sehr schnell verloren gehen, etwa durch Alter oder einen unvorhergesehenen Schicksalsschlag wie den Verlust des Arbeitsplatzes oder eine schwere Erkrankung. Plötzlich sehen sich die Betroffenen mit massiven Schamgefühlen konfrontiert, ausgelöst durch ihre „Schwäche“ wie Hilfsbedürftigkeit, Abhängigkeit oder Gebrechlichkeit. Insofern sind viele Pflegebedürftige in einer Lebensphase, die besondere Sensibilität im Umgang mit ihren Schamgefühlen erfordert.

Erschwerend kommt hinzu, dass viele Menschen aufgrund ihres Lebensschicksals kaum die Möglichkeit hatten, ein wohl ausbalanciertes „Würde-Mobile“ zu entwickeln. Dazu gehören Menschen, die traumatische Missachtungen erleiden mussten, etwa diejenigen, die in der Tradition der frühkindlichen Pädagogik von Johanna Haarer erzogen wurden. Oder es sind Überlebende von „Missbrauch“ oder Vergewaltigung, darunter die schätzungsweise zwei Millionen Mädchen und Frauen, die gegen Ende des Zweiten Weltkrieges vergewaltigt wurden; viele der heute auf Pflege angewiesenen Frauen haben diese Erfahrungen gemacht. Gemeint sind auch Millionen Bürgerinnen, die massive Ausgrenzungen erleben mussten als Flüchtlinge, Vertriebene, Gastarbeiterinnen, Spätaussiedlerinnen oder Asylbewerberinnen, aber auch all die Menschen, die sich Tag für Tag an ihrem Arbeitsplatz „krumm“ machen und ihre Werte verleugnen mussten und müssen, um ihre Familie ernähren zu können.

Für diese Menschen haben Anerkennung, Schutz, Zugehörigkeit oder Integrität eine ganz besondere Brisanz, die in der Pflegesituation plötzlich aufbrechen kann:

Zum Beispiel berichtete eine Altenpflegerin – sie ist groß und hat kurze blonde Haare – von ihrem ersten Besuch bei einer neuen Bewohnerin: Sie klopfte an die Tür und betrat den Raum, um die alte Dame zu waschen, wurde jedoch mit Schimpfworten, Spucken, Kratzen und Schlagen „empfangen“. Wie sich später herausstellte, war die alte Dame bei Kriegsende von einem blonden Soldaten vergewaltigt worden. Diese traumatische Erfahrung, über die sie zeitlebens aus

Scham nicht sprechen konnte, wurde durch die Pflegesituation wie auf Knopfdruck wieder geweckt.[17]

Das Wichtigste auf einen Blick

Unsere dritte Definition von Scham

Schamgefühle werden ausgelöst, wenn eines oder mehrere der vier menschlichen Grundbedürfnisse nach Anerkennung, Schutz, Zugehörigkeit und Integrität verletzt werden.

Wir unterscheiden vier Aspekte von Menschenwürde:

Wir ersparen einem Menschen vermeidbare, überflüssige Scham, wenn wir ihm oder ihr mit Anerkennung begegnen, mit einer Haltung von Aufmerksamkeit und Wertschätzung. Dies ist der erste Aspekt von Menschenwürde.

Wir ersparen einem Menschen vermeidbare, überflüssige Scham, wenn wir ihm oder ihr einen geschützten Raum zur Verfügung stellen. Dies ist der zweite Aspekt von Menschenwürde.

Wir ersparen einem Menschen vermeidbare, überflüssige Scham, wenn wir ihm oder ihr Zugehörigkeit vermitteln. Das ist der dritte Aspekt von Menschenwürde.

Wir ersparen einem Menschen vermeidbare, überflüssige Scham, wenn wir seine beziehungsweise ihre Werte respektieren. Das ist der vierte Aspekt von Menschenwürde.

Aus schampsychologischer Sicht bedeutet Menschenwürde:

Wir ersparen einem Menschen vermeidbare, überflüssige Scham, wenn wir ihm oder ihr einen „Raum“ bieten, in dem alle Beteiligten Anerkennung, Schutz, Zugehörigkeit und Integrität erfahren.

17 In der Traumaforschung wird das Reaktivieren einer traumatischen Erfahrung als „triggern“ (englisch für „auslösen“) bezeichnet.

Viele der Verhaltensweisen zur Schamabwehr, die im Kapitel „Wie zeigen sich Schamgefühle?“ beschrieben wurden, könnten auch als verschlüsselte, schwer erkennbare Bemühungen von Klientinnen verstanden werden, für Anerkennung, Schutz, Zugehörigkeit oder Integrität zu sorgen:

— So steckt vielleicht hinter dem fordernden oder arroganten Auftreten einer Klientin die Botschaft: „Schaut her, ich bin auch Jemand!“
— Vermutlich stellt manches Schimpfen, Schlagen, Kratzen oder Spucken einen Versuch dar, sich zu schützen.
— Möglicherweise lästern oder verbünden sich manche Klientinnen mit Stärkeren aus dem Bedürfnis heraus, sich um jeden Preis irgendeine Art von Zugehörigkeit zu verschaffen.
— Und eventuell wird eine Klientin, die trotzig jegliche Hilfestellung ablehnt, von dem Wunsch getrieben, ein allerletztes Stück Selbstbestimmung aufrechtzuerhalten, sich selbst treu zu bleiben …

Solche Verhaltensweisen müssen wir nicht „toll“ finden. Aber unseres Erachtens macht es einen wesentlichen Unterschied, ob wir sie als gegen uns persönlich gerichtet erleben – oder als Anzeichen dafür, dass der pflegebedürftige Mensch psychisch um sein oder ihr Überleben kämpft, denn das bedeutet ja traumatische Scham. Im ersteren Falle reagieren wir vielleicht gekränkt und sind in Gefahr, selbst in den Abgrund der Scham zu geraten. Im zweiten Falle kann es uns vielleicht gelingen, zwischen dem Verhalten der Klientin, ihrer Scham abwehrenden „Maske“ und dem Menschen hinter der „Maske“ zu unterscheiden.

Eine Haltung, die zwischen *Person* und *Aktion* unterscheidet, drückt sich zum Beispiel auch in der Sprache aus: Es macht einen wesentlichen Unterschied, ob wir zu Menschen sagen: „Sie *sind* behindert“ oder: „Sie *haben* eine Behinderung“. Der erste Satz ist eine Schambotschaft, weil eine Beobachtung zu einer Person oder ein Aspekt einer Person zur Aussage über den ganzen Menschen gemacht werden. Untersuchungen haben gezeigt, dass alle Formulierungen wie „Sie sind …“ oder „Du bist …“ Schamgefühle verstärken (Lewis 1993). Daher raten wir, auf alle Sätze mit „sind“ oder „ist“ zu verzichten und stattdessen nur unsere Beobachtungen über

Verhaltensweisen zu benennen. Dies gilt auch, wenn wir mit Kolleginnen oder Angehörigen über Klientinnen sprechen oder deren Verhalten protokollieren. Statt „er ist Alkoholiker“ oder „sie ist depressiv“ wäre dann zu sagen beziehungsweise zu schreiben: „er verhält sich …“, „sie hat … getan“. Es geht es uns hierbei nicht um aufgesetzte, künstlich antrainierte Wortkosmetik, sondern um eine *Haltung*. Im zweiten Teil dieses Buches soll gezeigt werden, was jede und jeder Einzelne dazu beitragen kann, diese Haltung zu gewinnen.

Positive Funktionen der Scham

In den vorangegangenen Kapiteln wurde Scham erstens als *Gefühl*, als eine Form von Angst, beschrieben und zweitens als *Prozess*, der Menschen in kürzester Zeit – neurobiologisch betrachtet – in das primitive „Reptilienhirn" zurückwirft. Drittens wurde Scham als *Warnsignal* vorgestellt, das ganz sensibel auf Verletzungen der Würde reagiert. Daraus formulierten wir ein Ideal von menschenwürdiger Pflege, wonach den Klientinnen von Seiten der Pflegenden beziehungsweise seitens der Einrichtung ein „Raum" zur Verfügung gestellt werden soll, in dem sie Anerkennung, Schutz, Zugehörigkeit und Integrität erfahren. Was dies im Einzelnen bedeutet, soll im weiteren Verlauf des Buches, insbesondere im Kapitel „Scham und Würde in der Pflegebeziehung", gezeigt werden.

Wie steht es aber um die Würde der Pflegenden? Wie können sie für ihre eigene Würde sorgen – insbesondere dann, wenn sie zum Beispiel von Klientinnen oder pflegenden Angehörigen beschimpft, gemaßregelt oder arrogant behandelt werden? Oder wenn die Rahmenbedingungen, unter denen sie arbeiten, entwürdigend sind? In diesem Kapitel möchten wir ein Verständnis von Würde entwickeln, das Pflegende darin unterstützen soll, ihre eigene Würde zu pflegen.

Dabei berufen wir uns auf die vierte Definition von Scham als Chance oder als „Tür", wie die Psychotherapeutin und Autorin Claudia Haarmann sagt.[18] Wir möchten zeigen, dass Schamgefühle – gerade *weil* sie so schmerzhaft sind und uns oft „lebenslänglich" die Röte ins Gesicht treiben können – eine der stärksten entwicklungsfördernden Emotionen sind. Das genau ist ja die Aufgabe von Emotionen (das lateinische Wort „motio" bedeutet Bewegung). Wir möchten dies an zwei Beispielen illustrieren.

Beispiel: professionelle Pflege

In unserem ersten Beispiel aus der professionellen Pflege kommen wir noch

18 Mündliche Mitteilung.

einmal zurück auf die im Kapitel „Scham – das tabuisierte Gefühl“ beschriebene Schamszene:

Eine Pflegefachperson, wir nennen sie Frau Krüger, hatte aus Versehen einer betagten Klientin ein schmerzlösendes Zäpfchen vaginal statt rektal eingeführt. Sie war eine gewissenhafte, zuverlässige, sogar liebevolle Pflegefachperson. Für ihren Fehler war sie dennoch von den Kolleginnen und Kollegen im Team wiederholt getadelt, beschämt und durch das Reden über sie bloßgestellt worden. Tage später beobachtete ich (U.I.), wie sie die gleiche Klientin aufs Übelste beschimpfte. Sie erzählte mir damals, dass sie sich für den Fehler „in den Boden schämte“, sich durch das Verhalten der Kolleginnen und Kollegen aber noch zusätzlich beschämt und missachtet fühlte – und diese Missachtung hatte sie an die Klientin weitergegeben, wofür sie sich noch mehr schämte.

Was hätten sie und das Pflegeteam – die Leitung eingeschlossen – aus der Schamszene lernen können?

Aus Sicht des *Grundbedürfnisses nach Anerkennung* hätte Frau Krüger lernen können, die Herabwürdigung durch die anderen zu thematisieren. Sie hätte den Kolleginnen sagen können, dass sie sich für ihren Fehler schämt, dass sie ihn bedauert. Dass sie sich durch die Reaktionen der Kolleginnen noch zusätzlich beschämt und verletzt fühlt.

Damit hätte sie die Scham aus dem Tabu herausgeholt und zum Thema gemacht, und so zu einer Chance für sich selbst und das ganze Team. Alle Mitarbeitenden hätten die Möglichkeit bekommen, sich mit der Frage auseinanderzusetzen, wie sie miteinander umgehen und wie sie zusammen eine wertschätzende Teamkultur schaffen können.

Das Team hätte lernen können, dass auch bei Fehlern unterschieden werden muss zwischen der Aktion, dem Fehler, der begangen wurde, und der Person, der immer Anerkennung gebührt. Frau Krüger hätte grundsätzlich die Anerkennung als gewissenhafte und liebevolle Pflegefachperson zuteil werden können, gerade weil ihr der Fehler unterlaufen war. Vielleicht hätte im Team mithilfe der Leitung thematisiert werden können, dass alle Pflegefachpersonen Angst davor haben, Fehler zu machen und Menschen damit zu schaden. Und dass auch die Leitung selbst Angst davor hat, dass Fehler unterlaufen, für die sie mit zur Rechenschaft gezogen werden kann.

Letztendlich bestand die Herausforderung an Frau Krüger darin, trotz der negativen Reaktionen ihrer Kollegen sich selbst Anerkennung zu geben, gemäß dem Satz: „Liebe deinen Nächsten wie dich selbst." Gewiss war die Reaktion des Teams lieblos, dies entband aber Frau Krüger nicht von der Grundbedingung, sich selbst zu lieben. Das ist ja das Interessante an der Anerkennung: Letztlich kann uns niemand – außer wir uns selbst – davon abhalten, uns selbst Wertschätzung zu geben, mit uns selbst solidarisch zu sein, für unsere eigene Würde einzustehen.

Denn nicht selten sind wir selbst unsere unerbittlichsten Kritiker. Der Philosoph Wilhelm Schmid schreibt: „Ein Geschenk ist es, ‚gnädig' mit sich selbst zu sein, sich wohl Exzellenz, aber nicht Perfektion abzuverlangen." (Schmid 2004, S. 304). Jedem Menschen können Fehler unterlaufen, weil wir menschlich sind; diese sollten wir uns auch verzeihen. In islamischen Ländern gibt es die schöne Tradition, dass in Teppiche bewusst ein Fehler eingewoben wird als Erinnerung daran, dass auch die Künstler Menschen und damit fehlbar sind.

Aber selbst wenn wir niemals Anerkennung von außen bekommen, weil wir etwa in einem negativistischen, griesgrämigen Team arbeiten, so kann uns in letzter Instanz niemand davon abhalten, uns selbst wertzuschätzen: uns beispielsweise selbst zu loben, wenn wir eine schwierige Situation durchgestanden haben, oder uns selbst zu einem schönen Essen einzuladen, wenn uns eine Arbeit gelungen ist. Diese Form der Selbstliebe ist allerdings an Leistung geknüpft. Die andere, viel grundsätzlichere Form von Selbstliebe besteht darin, uns selbst wertzuschätzen, für unser Sein, ganz unabhängig von Arbeitsleistung und Erfolg: dafür dass es uns gibt und dass wir so sind, wie wir sind – einmalig.

Aus Sicht des *Grundbedürfnisses nach Schutz* hätte Frau Krüger überlegen können, wer sie dabei unterstützen kann, wenn sie ihre Gefühle im Team anspricht. Sie hätte dafür vielleicht auf einzelne Kolleginnen oder Kollegen zugehen müssen, vielleicht auf die Leitung oder die Mitarbeitervertretung.

Gemeinsam hätte im Team beziehungsweise in der gesamten Institution überlegt werden können, auf welchen Schutz Mitarbeiterinnen zählen können, denen ein Fehler unterläuft. Vielleicht hätte das Geschehene zum Anlass genommen werden können, ein betriebliches Fehlermanagement einzuführen oder zu verbessern.

Frau Krüger hätte ihre eigenen Grenzen thematisieren und dem Schmerz Ausdruck geben können, den sie spürte, als sie sich schämte und dazu noch beschämt wurde. Es hätte für alle deutlich werden können, dass die Achtung der Schmerz- und Schamgrenzen anderer ein Grundbedürfnis ist, und zwar aller Menschen!

Dadurch dass Frau Krüger das Zäpfchen vaginal eingeführt hatte, bekam der Fehler eine sexuelle Komponente, was seinen beschämenden Charakter noch verstärkte. Die Thematisierung ihres Fehlers, eventuell mit Unterstützung durch eine externe Supervisorin, hätte die Chance geboten, einen wichtigen Aspekt von Pflege zu besprechen, aufzuarbeiten und zu bewältigen: Grenzverletzungen und Sexualisierung von Pflege (mehr dazu im Kapitel „Scham und Würde der Pflegenden"). Die Förderung der Auseinandersetzung mit eigenen Erfahrungen, vielleicht auch unter Hinzunahme von Fachliteratur, hätte den bewussten Umgang mit dieser Seite pflegerischer Arbeit gefördert und damit das Handeln professionalisiert.

Aus Sicht des *Grundbedürfnisses nach Zugehörigkeit* hätte Frau Krüger vielleicht merken können, dass sie in einem Team arbeitet, in dem es eine Kultur der Ausgrenzung gibt, zum Beispiel für Mitarbeiter, denen ein Fehler unterläuft, und dass sie nicht auf die Solidarität der Kolleginnen und Kollegen zählen kann. Positiv formuliert: Sie hätte sich künftig dafür einsetzen können, dass ein anderes Miteinander entsteht, eines, das von Solidarität und Wertschätzung getragen sein würde. Wäre sie mit diesem Engagement gescheitert, würde es vielleicht Zeit, sich zu verabschieden und zu trauern – oder zu bleiben, aber bewusst mit der Einschränkung zu leben, dass es ihrem Team an Solidarität mangelt, und sich vermehrt um Zugehörigkeit zu anderen Gruppen zu bemühen.

Zugehörigkeit, aber auch Anerkennung und Schutz, sind nicht nur etwas *Passives*, das einem Menschen gewährt oder – wie von Frau Krüger erlebt – versagt wird. Vielmehr bestand die Lernchance für Frau Krüger darin, sich *aktiv* für ihre Anerkennung (auch durch sich selbst), ihren Schutz und ihre Zugehörigkeit einzusetzen. Sie hätte dabei erfahren können, dass sie sich damit nicht nur für sich selbst engagiert, sondern auch die Fehlerkultur in einer Einrichtung positiv beeinflusst.

Darüber hinaus hätte sie lernen können, zu differenzieren: „Wo bekomme oder möchte ich Anerkennung? Wo fühle ich mich geschützt und zugehörig?" Dafür hätte sich Frau Krüger engagieren können. Sie hätte auch fragen können: „Wo fühle ich mich missachtet, ungeschützt oder ausgegrenzt?" und lernen können, dies auszuhalten, zu betrauern und sich zu verabschieden.

Aus ihrem *Grundbedürfnis nach Integrität* heraus hätte Frau Krüger bei der betagten Klientin für ihren Fehler und die nachfolgenden Beschimpfungen um Entschuldigung bitten können. Ihr wäre vielleicht bewusst geworden, dass sie von sich selbst das Idealbild hatte, perfekt, fehlerfrei zu sein. Und nun hätte sie realisieren können, wie unmenschlich dieses Ideal ist. Daraufhin hätte Frau Krüger ihre Werte überdenken und revidieren können. Vielleicht hätte sie in der Reflexion auch erkannt, dass der vorherrschende Zeitdruck mit dazu beigetragen hat, dass ihr der Fehler passiert war. Demzufolge wäre es notwendig geworden, die Arbeitsbedingungen zu thematisieren und sich für deren Verbesserung einzusetzen.

Vielleicht aber wäre Frau Krüger auch bewusst geworden, dass der Fehler, der ihr unterlaufen war, ein unbewusster Hinweis darauf war, dass sie die Pflegetätigkeit verlassen und sich beruflich neu orientieren wollte. Sie hätte gemerkt, dass ihr weiterer Lebensweg in eine andere Richtung geht. Um zu merken: „Wohin führt mein Lebensweg – und wohin nicht?", sind Erfahrungen von Scheitern und damit Schamgefühle unvermeidbar. Diese Gefühle darf man Menschen nicht ersparen. Wir Menschen müssen ja immer wieder neu erkunden, wohin unser Lebensweg geht und wohin nicht, indem wir das eine oder andere probieren, hier vielleicht scheitern, dort uns weiter versuchen.

Kein Mensch kann alle Möglichkeiten zur Entfaltung bringen, auch wenn der Zeitgeist das Gegenteil zu suggerieren versucht (etwa der Werbeslogan von Toyota: „Alles ist möglich"). Es gehört zum Leben dazu, dass wir uns auch gegen die eine oder andere Option entscheiden müssen, da wir nicht alle Lebenswege gehen können. Tatsächlich kann der Mensch immer nur einen Weg verfolgen. Wie unmöglich es ist, alle Wege zugleich gehen zu wollen, illustriert John Bradshaw: Ein Mann bestieg sein Pferd und ritt in alle Richtungen davon (Bradshaw 2006, S. 21).

Beispiel: häusliche Pflege

Unser zweites Beispiel kommt aus der häuslichen Pflege:

Die Ehefrau, wir nennen sie Frau Wagner, 75 Jahre alt, berichtet von der Pflege ihres schwer an Demenz erkrankten, bettlägerigen 80-jährigen Mannes: „Sowie ich morgens versuche, meinen Mann zu waschen, beginnt er furchtbar zu schreien und sich mit Händen und Füßen dagegen zu wehren. Ich habe auch schon blaue Flecken. Täglich ist es immer das gleiche. Ich bin immer schon vor der Prozedur ganz fertig. Mein Mann versteht es nicht mehr, dass das wichtig ist. Manchmal habe ich wenig Zeit, da ich ja alles allein machen muss, und da ist es schon einmal passiert, dass mir die Hand ausgerutscht ist. Ich schäme mich und nehme mir immer vor, ganz ruhig zu bleiben, aber es geschieht eben" (zit. in Hirsch 2005, S. 2).

Menschen, die sich schämen, wollen sich – wie im Kapitel „Scham – das tabuisierte Gefühl" beschrieben – einigeln. Scham trennt und isoliert; die Betroffenen bleiben alleine. Aber niemand kann einen demenziell erkrankten Menschen auf Dauer alleine pflegen, schon gar nicht im hohen Alter von 75 Jahren. Vor allem dann, wenn der Erkrankte sich gegen die Pflege wehrt. Daher bedarf es einer Öffnung nach außen, um für Hilfe und Unterstützung zu sorgen. Diese Forderung erscheint aber in der Situation der hier beschriebenen Ehefrau als sehr hoch, weil ihre Scham sie davon abhält, sich nach außen zu öffnen. Andererseits könnte diese Scham genau der Impuls sein, der für Veränderung sorgt – aber vielleicht erst dann, wenn die Situation unerträglich geworden ist?

Aus Sicht des *Grundbedürfnisses nach Anerkennung* könnte die Ehefrau sich vielleicht fragen, ob sie genügend Anerkennung für ihre Arbeit bekommt. Von wem möchte sie (mehr) Anerkennung? Wer könnte ihr sie tatsächlich geben? Was könnte sie dafür tun? Hat sie Angehörige oder Freunde, die ihr Wertschätzung vermitteln könnten? Könnte sie sich auch einer Angehörigengruppe anschließen, in der Menschen, die einen demenziell erkrankten Angehörigen pflegen, sich gegenseitig unterstützen?

Kann Frau Wagner sich selbst anerkennen für den schweren Dienst, den sie für ihren Mann auf sich nimmt? Vermag sie auch diese Seite wahrzunehmen oder sieht sie sich immer nur als diejenige, die ihren Mann geschlagen hat? Führt die Tatsache, dass ihr einmal die Hand ausgerutscht ist, dazu, dass sie sich als „Versagerin" selbst pauschal abwertet? Kann sie sich diesen Fehler auch verzeihen?

Im Hinblick auf das *Grundbedürfnis nach Schutz* ist die Frage nach der körperlichen Unversehrtheit ganz wichtig. Die Ehefrau ist offensichtlich nicht ausreichend vor seelischer und körperlicher Belastung geschützt. Sie hat bereits blaue Flecken. Sie könnte sich fragen: Habe ich Angst, so verletzt zu werden (seelisch oder körperlich), dass ich meinen Ehemann nicht mehr weiterpflegen kann? Wie kann ich mich künftig besser schützen? Muss ich die Pflege tatsächlich alleine machen? Könnte ich einen Teil der Pflege an jemand anderen abgeben?

Frau Wagners Schamgefühle könnten auch ein Warnsignal sein, dass ihr *Grundbedürfnis nach Zugehörigkeit* verletzt wurde. Menschen, die alleine pflegen, fühlen sich oft sehr einsam und verlassen, vor allem wenn die Pflege sehr belastend ist und wenn sich die Helfenden für ihre Unzulänglichkeiten schämen. In dieser Situation braucht es unbedingt die Öffnung nach außen.

Die Ehefrau könnte sich also fragen: Wer könnte mir liebevolle, nährende Unterstützung geben, ohne zu verurteilen oder einseitig Partei zu ergreifen? Welche Menschen sind bereit, mich in einer Notsituation durch entlastende Telefonate oder Kurzbesuche zu unterstützen? Wie kann ich mir ein Netzwerk aufbauen von Menschen, die mir zur Seite stehen, um mich zu entlasten, und sei es auch nur für einige Stunden? Welche Angebote kann ich nutzen – wie etwa Betreuungsgruppen für demenziell erkrankte Menschen, die oft gleichzeitig Selbsthilfegruppen für pflegende Angehörige anbieten? Welche professionelle Unterstützung kann ich organisieren, etwa in Form von Beratung oder aber auch für die Hilfe bei der Pflege?

Frau Wagner schämt sich dafür, dass ihr, wie sie sagt, schon mal „die Hand ausgerutscht ist", weil sich ihr Mann gegen jede Körperpflege massiv wehrt. Dies zeigt, dass ihr *Grundbedürfnis nach Integrität* in Gefahr ist, verletzt zu werden. Sie könnte sich über Demenz und ihre Symptome informieren und erfahren, dass aggressives Verhalten bei dieser Erkrankung sehr häufig ist. Das bedeutet, dass die Aggression des Kranken nicht gegen sie persönlich gerichtet ist.

Frau Wagner könnte sich fragen: Wie verhalte ich mich künftig, wenn mein Mann anfängt zu schlagen? Habe ich genügend Wissen und Kenntnisse, um mit seiner Aggression umzugehen? Was kann ich tun, um die Situation zu entschärfen? Wer kann mich dazu beraten? Was brauche ich, um mich von meinem schlechten Gewissen zu entlasten? Was brauche ich, damit ich mir verzeihen kann?

Einen Angehörigen zu pflegen, ist in unserer Gesellschaft ein hohes Ideal. Vielleicht ist es an der Zeit, dass Frau Wagner sich ihre Überforderung eingesteht und ihr Ideal infrage stellt, wonach sie ihren Mann bis zu dessen Tod zu pflegen habe. Sie könnte sich fragen: Stimmen meine Ideale auch in dieser Situation noch? Könnte ich ihm vielleicht besser zur Seite stehen, wenn er in einer Einrichtung versorgt wird und ich ihn besuche? Wäre unsere Situation dann entlastet?

Mit diesen Überlegungen möchten wir zeigen, dass Scham und Scheitern immer auch Chancen sein können für not-wendige, das heißt die Not wendende, Entwicklungen. Positiv formuliert: Bei Schamgefühlen ist es hilfreich, neugierig zu sein auf ihre „Botschaft". Was „will" die Scham? Wie lautet ihre „Botschaft"? Welche Grundbedürfnisse wurden verletzt: nach

Anerkennung, Schutz, Zugehörigkeit und/oder Integrität? Was kann ich tun, um mein „Würde-Mobile" wieder in Balance zu bringen?

Das Wichtigste auf einen Blick

In den bisherigen Kapiteln wurden grundlegende Informationen über Scham und Würde vorgestellt. Es wurde deutlich, dass Scham ein machtvolles Gefühl ist, das in jeder Pflegetätigkeit akut werden kann. Weil Scham so schmerzhaft, eine Form von großer Angst ist, zeigt sie sich außerdem meistens in anderen „Verkleidungen" oder „Masken" (Wurmser 1997): als Aggression, Gleichgültigkeit, Arroganz und so weiter getarnt – jedenfalls solange sie unbewusst ist. Es kann daher von einem Prozess gesprochen werden: Scham wird ausgelöst und es folgt eine unmittelbare, von Überlebensimpulsen gesteuerte Reaktion.

Erst über die Reflexion kann die Scham als solche benannt werden. Die Philosophin Hilge Landweer sagt: „In dem Moment, wo man sagt ‚Ich schäme mich' oder ‚Ich habe mich geschämt', hat man sich bereits ein wenig von diesem Gefühl distanziert" (Landweer 2013, S .9). Daraus eröffnet sich die Möglichkeit, die Entwicklungsimpulse der Scham wahrzunehmen.

> **Unsere vierte Definition von Scham**
>
> Gerade weil sie so schmerzhaft ist, ist Scham eine der stärksten entwicklungsfördernden Emotionen, eine Chance.

Das bisher Gesagte hat Konsequenzen:

1. für die Arbeit der Pflegenden an sich selbst, für deren „Psychohygiene"
2. für die Gestaltung der Pflegebeziehung und damit für die Durchführung der Pflegetätigkeit
3. für die Rahmenbedingungen dieser Arbeit.

Keiner dieser drei Bereiche kann isoliert betrachtet werden. Für eine menschenwürdige Pflege ist es unverzichtbar, alle drei zusammen zu betrachten und gegebenenfalls zu verändern. Eine menschenwürdige Pflege beginnt damit, die Scham bewusst zu machen.

Scham und Würde der Pflegenden

Die Verbannung der Scham aus Medizin und Pflege ist kein Phänomen der heutigen Zeit. Schon um 1900 galt die Scham als „hinderlich" bei der Untersuchung und Vermessung von Körpern, wie Kathrin Peters zeigt: „Untersuchungsscheu und Entkleidungsscham haben sich unter einem sich im 19. Jahrhundert verfestigenden Geständnis- und Entkleidungszwang immer mehr verloren bzw. verlieren müssen. Nacktheit sollte nur noch ‚vermeintlich' herabsetzend, in Wirklichkeit aber schlicht natürlich sein" (Peters 2008, S. 56). Den Menschen wurde die Scham als Gefühl abgesprochen und der Begriff der „falschen Scham", so die Autorin, vor allem für Frauen im Bereich von Medizin und Gesundheitsversorgung eingeführt.

Vor diesem Hintergrund verwundert es nicht, dass im Gesundheitswesen immer noch der Mythos existiert, dass man in diesem Bereich nur arbeiten könne, wenn man Gefühle wie Scham und Ekel nicht (mehr) empfinde. Dieser Mythos ist verhängnisvoll, denn die Pflegearbeit ist unvermeidbar mit angeborenen Gefühlen wie Scham und Ekel verbunden.

Scham und Ekel gehören dazu

Scham und Ekel haben eine schützende Funktion: Scham, so haben wir erläutert, hilft uns, die eigenen Grenzen und die der anderen zu wahren. Ekel, so schreibt Christine Pernlochner-Kügler, schützt uns vor toxischen oder infektiösen Substanzen (Pernlochner-Kügler 2004 & 2010). Der Mythos, in der Pflege und Medizin müsse man sich Gefühle abgewöhnen, ist nicht nur falsch, sondern auch gefährlich: falsch, weil wir uns angeborene Gefühle nicht abgewöhnen können, auch wenn wir es versuchen. Gefährlich, weil die Unterdrückung dringender Bedürfnisse (wie zum Beispiel vor Ekel aus der Gefahrensituation zu fliehen) Frustration und Aggression auslösen kann.

Frustration und Aggression wiederum können beispielsweise dazu führen, dass der demenziell erkrankte Bewohner, dessen Mund die Pflegefachperson von Kot säubern muss, sie auch zu spüren bekommt:

Das kann in sehr subtiler Weise geschehen. Pernlochner-Kügler schildert ein Beispiel: „Man verwendet den Waschlappen für die Intimwäsche zuerst im Genitalbereich und am After und anschließend für das Gesicht des Heimbewohners (…) Und schon hat man sich ein bisschen gerächt“ (Pernlochner-Kügler 2004, S. 6).

Es ist jedoch zu vermuten, dass in so einem Fall die dabei empfundene psychische Entlastung für die Pflegefachperson allenfalls von kurzer Dauer ist. Vielmehr wird sie einen starken inneren Konflikt aufbauen, weil sie durch ihr Verhalten ihre eigenen Werte, also ihre Integrität, verletzt hat und sich dafür schämt.

Krankheit, Alter und Behinderung können dazu führen, dass Menschen entstellt sind; dass sie so aussehen, riechen oder sich verhalten, dass ihre Mitmenschen nichts mit ihnen zu tun haben wollen. Wir ekeln uns und vermeiden den Kontakt. „Ich werde niemals Krankenpfleger, wenn man da so eklige Leute anfassen muss“, so ungeschminkt hat es ein neunjähriger Junge im Krankenhaus einmal ausgedrückt.

Trotzdem die Nähe zuzulassen oder herstellen zu können, die für ihre Arbeit nötig ist, kann Pflegende überfordern. Denn wie eben erwähnt wurde, wollen wir bei Ekel die Flucht ergreifen. Können wir das nicht, reagieren wir unwillkürlich mit Frustration und Aggression. Unwillkürlich bedeutet, dass unsere Reaktion zu großen Teilen keine bewusste Entscheidung ist. Aber schon diese unsere innere Reaktion kann Scham auslösen, denn sie verletzt häufig die eigenen Ideale, die von einem Ethos des Dableibens und Helfens bestimmt sind.

Gewiss müssen Pflegefachpersonen, um ihre Arbeit gut machen zu können, anders und professionell mit ihren Gefühlen von Ekel und Abneigung umgehen. Das bedeutet aber nicht, sich die Gefühle abzugewöhnen, sondern im Gegenteil: sie wahrzunehmen, sie zu besprechen und einen guten Umgang mit ihnen zu finden.

Hinzu kommt, dass eine Pflegefachperson nicht nur mit ihren eigenen Gefühlen konfrontiert ist, sondern zusätzlich auch mit den Gefühlen ihrer Klientinnen beziehungsweise der Angehörigen. Der Krankenhausseelsorger Wolfgang Wiedemann beschreibt, dass alle in Kliniken tätigen Berufsgruppen mit den dabei entstehenden Übertragungs- und Gegenübertragungsphänomenen umgehen müssen (Wiedemann 1996). Das bedeutet für Pflegefachpersonen, dass sie erkennen, dass beispielsweise die – verbale oder körperliche – Aggression der Klientin oder des Angehörigen nicht der *eigenen* Person gilt, sondern vielleicht aus *deren* eigenen Ängsten resultiert – zum Beispiel aus Angst vor dem Tod oder weil sie sich für ihre Erkrankung schämen.

Es gibt viele Krankheiten, die mit Schamgefühlen verbunden sind: sexuell übertragbare Krankheiten, Essstörungen, Darmerkrankungen, Erkrankungen des Urogenitalbereichs, Inkontinenz und viele mehr. Auch ein Suizidversuch (Wiklander u. a. 2003) oder ein Vollrausch (McFall 2009) kann Scham auslösen, ebenso wie selbstverletzendes Verhalten, das häufig zu einem Kreislauf von Schmerz, Erleichterung, Scham und Selbsthass führt (Hicks & Hinck 2008).

Ideal wäre es, wenn Pflegefachpersonen diese Gefühle wahrnehmen könnten, sie ansprechen würden – psychoanalytisch ausgedrückt: die Gefühle spiegeln würden – und damit der Klientin die Möglichkeit geben könnten, die eigenen Gefühle wahrzunehmen und eventuell zu bearbeiten. Das kann aber kaum der Anspruch an Pflegende sein, denn auch professionelle Pflegefachpersonen sind für diese Art der therapeutischen Arbeit nicht ausgebildet. Es gibt auch selten hilfreiche Rahmenbedingungen wie Supervision und andere Formen der Reflexion, sowohl im professionellen als auch im häuslichen Bereich. Darum sind Pflegende in Gefahr, die Gefühle von Klientinnen und Klienten persönlich zu nehmen und sich darin zu verstricken. Es ist in der Praxis außerdem nicht immer leicht, die eigenen Gefühle und die der Klientinnen klar voneinander zu unterscheiden und ihnen würdevoll zu begegnen.

Mit Scham umgehen

Es ist unvermeidbar, dass Pflegende, ob Laienpflegende oder professionell Pflegende, in besonderem Maße Schamgefühlen ausgesetzt sind. Sie arbeiten Tag für Tag an Schamgrenzen, die sie manchmal auch überschreiten müssen

(Immenschuh 2013). Damit sind sie in gewisser Weise auch „Täter". Sie müssen manchmal eine Nähe herstellen, welche die Grenzen beider Seiten nicht wahren kann, beispielsweise bei der Hilfe bei der Körperpflege und Bewegung. Sie überschreiten Grenzen der Intimität, dessen, was wir normalerweise anderen Menschen von uns nicht zeigen. Dies kann dazu führen, dass beide, Pflegefachperson und Klientin oder Klient, sich schämen.

Diese Scham sollte auch nicht „weg-"gemacht werden. Wir möchten stattdessen einige Hinweise darauf geben, wie mit ihr umgegangen und vermeidbare, überflüssige Scham vermieden werden kann:

— Es beginnt damit, dass die Scham als ein die Pflege begleitendes Gefühl wahrgenommen wird. Scham und Pflege sind untrennbar miteinander verbunden. Für die Wahrnehmung der Scham braucht es immer wieder Zeit, das Zurücktreten und Überlegen: „Warum habe ich mich gerade so schlecht gefühlt? Was ist eigentlich gerade passiert?" Ein Teilnehmer einer Fortbildung nannte das, „Mut zum Fühlen" zu haben.
— Die Reflexion für sich alleine reicht nicht. Es braucht Orte, an denen – mit anderen zusammen – Schamsituationen reflektiert und besprochen werden können. Beispielsweise kann dies in Supervisionen für die professionell Pflegenden erfolgen. Für pflegende Angehörige gibt es Beratungsangebote oder Angehörigengruppen[19]. Eine Fortbildungsteilnehmerin drückte es so aus: „Ich muss schwierige Situationen reflektieren und Handlungsalternativen suchen."
— Pflegende sollten nicht ihre eigene Schamgeschichte auf andere übertragen, etwa nach dem Motto „dafür schämt man sich doch nicht". Stattdessen hat jede Person ein Recht auf ihre je individuelle Schamgeschichte und ihre je eigenen Schamgrenzen.
— Gerade für Pflegende ist es essenziell, Selbstfürsorge zu betreiben. Dies kann vielerlei bedeuten: durch Aktivitäten, die einem gut tun, aufzutanken wie zum Beispiel bei einem Spaziergang in der Natur, durch ein heißes Bad oder Körperübungen; sich Freiräume zu schaffen und wenn

19 Die Angebote können am jeweiligen Wohnort in Seniorenbüros, Beratungsstellen für ältere Menschen, in der Gemeindeverwaltung und so weiter erfragt werden.

es nur ein paar Minuten sind; sich Auszeiten zu nehmen; wohltuende Kontakte und Freundschaften zu pflegen; die eigene Pflegeleistung (hoch) zu achten; sich selbst zu vergeben, wenn etwas schief gegangen ist oder man einen Fehler gemacht hat; oder auch den eigenen Körper zu pflegen und sich so zu kleiden, dass man/frau sich wohl fühlt.

Zusätzlich zu diesen – eher allgemeingültigen – Hinweisen für alle Pflegenden möchten wir in den kommenden Abschnitten einige spezifische Anregungen geben, die uns für pflegende Angehörige beziehungsweise für professionell Pflegende bedeutsam erscheinen.

Pflegende Angehörige und die Scham

Pflegesituationen im häuslichen Bereich können sehr schwierig sein. Einen nahestehenden Menschen nackt zu sehen, ihm bei Ausscheidungen und der Körperpflege helfen zu müssen, kann die Grenzen aller Beteiligten – der Pflegenden wie des auf Hilfe angewiesenen Angehörigen – übersteigen. Werden Grenzen verletzt, kann dies dazu führen, dass alte, versteckte Konflikte und „offene Rechnungen" plötzlich in der Pflegesituation aufbrechen.

Pflegesituationen sind asymmetrisch, das heißt eine Person hilft, die andere lässt sich helfen und so weiter. Häufig findet auch eine Rollenumkehrung statt: Die Tochter trifft nun Entscheidungen für ihre Eltern, die diese früher selbst treffen konnten, zum Beispiel in finanziellen Angelegenheiten. Für die Eltern kann allein schon ihre Hilflosigkeit schambesetzt sein. Wenn zusätzlich noch alte, unbewältigte Konflikte an den Beteiligten „nagen", dann besteht die Gefahr, dass zum Beispiel zur Scham über die Hilflosigkeit die Angst hinzukommt, von der Tochter, den Kindern, übervorteilt zu werden.

Vorwürfe, die Eltern und Kinder lange mit sich herumgetragen haben, können sich als verbale oder körperliche Aggressionen in der Pflegesituation Luft machen – auf beiden Seiten. So kann ein Schamkreislauf entstehen: Scham löst Gewalt aus und Gewalt löst wiederum Scham aus.

Weitere Scham kann durch ein auffälliges Verhalten des pflegebedürftigen Angehörigen ausgelöst werden, beispielsweise als Folge einer demenziellen Erkrankung: Wenn der Ehemann im Beisein seiner pflegenden Ehefrau jungen Frauen auf der Straße anzügliche Bemerkungen nachruft oder die Mutter sich vor Besuchern nackt auszieht oder wenn die Polizei oder die Nachbarn anrufen, weil sie halb nackt und verwirrt auf der Kreuzung herumirrt – dann schämen sich pflegende Angehörige nicht nur ob dieses Verhaltens, sondern sie müssen sich manchmal auch noch Vorwürfe anhören, dass sie nicht genügend aufgepasst hätten, und schämen sich deswegen noch zusätzlich.

Manchmal ist es gar nicht einfach, Menschen ihre Selbstbestimmung zu lassen und gleichzeitig zuzusehen, wie der Haushalt immer desolater wird, Lebensmittel gehortet werden und verderben, die Angehörigen anfangen ungewaschen zu riechen. Dann schämen sich pflegende Angehörige, wenn sie (oder auch andere) meinen, sie wären zuständig, einzugreifen, sie es aber nicht können, weil die Betroffenen jegliche Hilfe verweigern.

Pflegebedürftig zu sein, kann Armut verursachen, wenn das Geld nicht ausreicht, um die Kosten für die Pflege zu decken. Sich die Pflege der Mutter, des Vaters oder des Kindes nicht leisten zu können, kann dann ebenso schambesetzt sein.

Pflegende Angehörige können aber auch durch Überlastung so in innere Nöte kommen, dass sie die Geduld und Liebe für die Pflege nicht mehr aufbringen können. Besonders gefährdet sind Menschen, die sehr hohe Ideale haben. Die Pflegetätigkeit, eventuell eine Mehrfachbelastung durch eigene Berufstätigkeit, Familie und Pflege können dazu führen, dass die eigenen hohen Ideale verletzt werden. Diese pflegenden Angehörigen schämen sich für die Nichterfüllung ihrer eigenen Werte.

Die meisten Angehörigen pflegen alleine, ohne professionelle Hilfe. „Wenn ich gewusst hätte, wie es besser geht“, sagen manche Angehörige, machen sich Vorwürfe und schämen sich im Nachhinein dafür, ihren Angehörigen nicht alles gegeben zu haben, was möglich gewesen wäre: etwa wenn eine andere Behandlung erfolgversprechender gewesen wäre oder wenn Komplikationen wie Druckgeschwüre und damit Schmerzen für die Angehörigen aufgetreten sind.

Entscheiden sich Angehörige dafür, die Pflege an eine Institution abzugeben, befürchten sie, von Mitmenschen verurteilt zu werden: „Die hat ihre Mutter auch ins Heim abgeschoben." Dies kann bei Angehörigen, die diesen Schritt machen, Scham und das Gefühl, versagt zu haben, auslösen.

Zusätzliche Scham vermeiden

Was können pflegende Angehörige tun, um zusätzliche Scham zu vermeiden? Wir möchten dafür einige Anregungen geben:

— Als erstes geht es um die Entscheidung zur Pflege. Diese bewusst zu treffen, ist wichtige Voraussetzung dafür, schwierige Situationen zu überstehen. Kann ich diesen Menschen pflegen? Warum pflege ich? Was hindert mich? Wann wird es für mich schwierig? Diese und andere Fragen sind wichtig. Beratung oder therapeutische Gespräche können helfen, Klarheit zu schaffen, besonders wenn alte Konflikte das Verhältnis belasten oder wenn Angehörige bei der Pflegeentscheidung unsicher sind.

— Es ist keine Schande, einen nahestehenden Menschen nicht nackt sehen zu können, die Zahnprothese nicht anfassen zu können, nicht bei Ausscheidungen helfen zu können. Die eigenen Grenzen ernst zu nehmen und sich, wenn möglich, entlasten zu lassen durch die Hilfe von anderen ist wichtig: durch andere Angehörige, Freunde, Nachbarn oder professionelle Dienste.

— Man sollte die Pflegebedürftigen alles selbst machen lassen, was sie noch können, beispielsweise das Reinigen der Zahnprothese, die Intimpflege und so weiter. Dies kann ihre Scham mindern, abhängig zu sein.

— Es ist hilfreich, bewusst und offen mit den eigenen Grenzen umzugehen und sie in nicht beschämender Weise in Worte zu fassen. Hierbei ist es wichtig, Ich-Botschaften zu sagen, beispielsweise: „Ich kann deine Zahnprothese nicht anfassen, das tut mir leid."

— Hilfsmittel wie Handschuhe, Duftstoffe, Öle, Pflegeschaum und so weiter zu benutzen, kann Ekel und die Scham wegen des Ekels mindern.
„Die Scham und das anfängliche Bemühen, alles zu kaschieren, hat es nur noch schlimmer gemacht", sagte Ursula von der Leyen über ihren Umgang mit ihrem an Demenz erkrankten Vater (Leyen, von der 2013, S. 28). Als die Diagnose Alzheimer klar war, habe ihr das geholfen, so von der Leyen weiter. Auffälliges Verhalten, wie für einen Menschen un-

gewöhnlich heftige Aggressionen, Ausreden oder Vergesslichkeit, kann ein Hinweis auf eine demenzielle Erkrankung sein, die medizinisch abgeklärt werden sollte.

— Das Wissen über demenzielle Erkrankungen und den Umgang mit Symptomen kann sehr hilfreich sein. Eine pflegende Angehörige berichtete im persönlichen Gespräch: „Meine Mutter hatte die Angewohnheit, sich immer splitternackt auszuziehen in der Wohnung. Wenn dann der Briefträger kam oder jemand zu Besuch erschien, habe ich mich immer sehr geschämt, habe versucht, sie zu verstecken. Bis ich irgendwann zur Einstellung kam, dass die anderen auch damit umgehen lernen müssen, so wie ich auch. Dann wurde es besser. Ich habe meine Mutter einfach so gelassen, ihr vielleicht eine Decke zum Umhängen gegeben, die sie aber oft nicht wollte."
— Der Besuch von Angehörigengruppen, Beratungsstellen, Tagesgruppen für demenziell erkrankte Menschen und vieles mehr können Entlastung schaffen.
— Anstatt mit der Pflege alleine zu bleiben können sich pflegende Angehörige Unterstützung suchen (einige Hinweise hierzu wurden im Kapitel „Positive Funktionen von Scham" bereits genannt).

Professionell Pflegende und die Scham

Anlässe zur Scham sind in der professionellen Pflege ebenso zahlreich und individuell wie bei der Pflege von Angehörigen. Einige haben wir bereits beschrieben, etwa die Scham bei intimen Pflegehandlungen, wenn ein Fehler gemacht wurde oder wenn Pflegefachpersonen Zeuginnen von fehlerhaftem beziehungsweise gewalttätigem Verhalten bei anderen wurden. Zusätzlich haben wir unterschieden zwischen den eigenen Gefühlen wie Ekel und Scham und den Gefühlen anderer.

Stichwort „Sexualität"

Ein zusätzlicher zentraler Faktor in der Pflege fremder Menschen ist der Umgang mit Erotik und Sexualität – der eigenen und der von anderen. Dabei geht es um eine Bandbreite von Themen:

— den professionellen Umgang mit erotischen Gefühlen von Klientinnen und Klienten den Pflegefachpersonen gegenüber,
— den adäquaten Umgang mit dem Bedürfnis der Klientinnen und Klienten nach Sexualität sowie
— den Umgang mit sexistischem Verhalten von Klienten gegenüber vor allem weiblichen Pflegefachpersonen.

Um den Umgang mit erotischen Gefühlen, die Pflegefachpersonen entgegengebracht werden, zu veranschaulichen, sei ein Beispiel aus der Arbeit von Hans-Jörg Schäperkötter genannt (Schäperkötter 2006):

Auf einer psychiatrischen Station öffnet sich eine Klientin einem Pfleger als einzigem im Team. Sie wird immer vertraulicher, was erotische Gefühle bei ihm auslöst – die möglicherweise die erotischen Gefühle der Klientin sind, die sich wünscht, geliebt zu werden. Der Pfleger lässt sich darauf ein, die Patientin auch außerhalb der Station zu treffen. Plötzlich merkt er, dass er zu weit gegangen ist. Er zieht sich zurück, die Patientin unternimmt daraufhin einen Suizidversuch. Für ihn resultieren daraus Schuld- und Schamgefühle. Er muss erkennen, dass eigene Bedürfnisse – danach gesehen und anerkannt, geliebt zu werden – der Motor waren, sich auf eine unprofessionelle Art mit der Klientin einzulassen.

Ein solches Vorkommnis ist keineswegs selten. In einer Untersuchung gaben 51 Prozent der befragten Pflegefachpersonen in der Psychiatrie an, mindestens eine Kollegin beziehungsweise einen Kollegen zu kennen, die oder der zu Klientinnen oder Klienten sexuellen Kontakt pflegte (Schäperkötter 2006, S. 199).[20]

Menschen sind sexuelle Wesen und so gehört erotische Anziehung zum Lebendigsein und damit auch zur Pflege dazu. Um jedoch mit der Sexualität der Klientinnen und auch mit ihrer eigenen verantwortungsvoll umge-

20 Leider sagt der Autor nur, dass die Fragebogenuntersuchung an zwei Kliniken in der Schweiz durchgeführt wurde, aber nicht mit wie vielen Befragten. Das schränkt die Aussagekraft ein. Dennoch decken sich die Ergebnisse mit meinen Beobachtungen (U.I.) im pflegerischen Alltag, vor allem wenn der Begriff „sexuelle Kontakte“ nicht nur den Geschlechtsverkehr, sondern auch andere Formen des Auslebens erotischer Anziehung beinhaltet.

hen zu können, brauchen Pflegefachpersonen Wissen über die Phänomene der Übertragung und Gegenübertragung. Nur mit diesem Wissen und mit der Reflexion seiner Gefühle (zum Beispiel in einer Supervision) hätte der Pfleger aus unserem Fallbeispiel erkennen können, was bei ihm und der Klientin geschah, und hätte so zusätzliche Scham vermeiden können.

Pflegefachpersonen haben die Aufgabe, mit den natürlichen, aber in unserer Gesellschaft tabuisierten sexuellen Bedürfnissen ihrer Klientinnen und Klienten im Pflegealltag umzugehen: mit dem Bedürfnis nach körperlicher Nähe, Kuscheln, Geschlechtsverkehr und sexueller Befriedigung. Dies gilt auch dann, wenn sie nicht wie im Beispiel zuvor selbst „Objekt der Begierde" sind:

So erzählte eine Pflegefachperson in einer Fortbildung: „Ich habe auf einem Wohnbereich mit jungen Menschen mit Behinderung gearbeitet. Auf mein Klopfen an die Tür wurde ich hereingebeten. Die beiden Menschen hatten gerade Geschlechtsverkehr. Ich bin so erschrocken, habe mich so geschämt. Dass solche Situationen immer wieder vorkamen, daran konnte ich mich nie gewöhnen."

Eine andere Pflegefachperson berichtete: „Ein Bewohner befriedigt sich immer selbst, wenn ich den Raum betrete. Ich werde künftig den Raum gleich wieder verlassen, ohne ihn zu beschämen oder zu schimpfen. Wenn es weiter passiert, werde ich einen Kollegen bitten, seine Betreuung zu übernehmen."

Dass sich Pflegefachpersonen schämen, wenn sie Zeuginnen der Bedürfnisbefriedigung werden, ist nicht verwunderlich. Die Scham, so hatten wir gesagt, schützt vor zu viel Nähe und Intimität. Gleichzeitig sind Menschen, vor allem in Langzeiteinrichtungen darauf angewiesen, dass die dort Beschäftigten nicht in ihrer Scham und deren Abwehr steckenbleiben, sondern einen guten Umgang sowohl mit ihrer Scham als auch mit den sexuellen Bedürfnissen der Bewohnerinnen finden.

Allerdings ist unsere Gesellschaft davon noch weit entfernt, denn häufig wird in Einrichtungen auf die sexuellen Bedürfnisse der Klientinnen nicht eingegangen. Das belegt ein Forschungsprojekt zur Lebensqualität demenziell erkrankter alter Menschen in Österreich (Trunkenpolz u. a. 2009). Die Forscherinnen beobachteten, dass vor allem Männer in ihren sexuellen Bedürfnissen nicht (an-)erkannt und damit weitgehend alleine gelassen wurden:

In einer Fallstudie zu einem männlichen Bewohner, von den Autorinnen Herr Hartz genannt, wurde deutlich, dass er zwar in seinen sexuellen Bedürfnissen wahrgenommen wurde, denn er wurde von den weiblichen Pflegefachpersonen als „Frauenheld, Playboy und Charmeur der Station bezeichnet" (Trunkenpolz u. a. 2009, S. 342). Aber er wurde mit seinen sexuellen Bedürfnissen alleine gelassen und noch zusätzlich beschämt, indem er beispielsweise aufgefordert wurde, eine Pflegefachperson auf die Wange zu küssen, und die anderen Pflegefachpersonen daraufhin lachten. Herr Hartz reagierte ganz unwirsch, was als Zeichen seiner Scham über den Vorfall zu werten sei, so die Autorinnen.

Im Sinne eines würdigen Umgangs mit dem zutiefst menschlichen Bedürfnis nach Nähe und sexueller Befriedigung brauchen Pflegefachpersonen und Einrichtungen einen anderen Umgang mit Sexualität, als er sonst in der Gesellschaft üblich ist.

Von den bisher genannten Situationen möchten wir weitere unterscheiden: In der Pflege kommt es häufig zu Situationen, die an sich sexuell sind und sozusagen „entsexualisiert" werden müssen, damit sie ihre Brisanz verlieren oder diese zumindest abgeschwächt wird. Das gilt zum Beispiel für das Legen eines Blasenkatheters, vor allem wenn die Beteiligten gegengeschlechtlich sind; oder auch für das Einführen eines Zäpfchens oder eines Klistiers. Ebenso gibt es Situationen, in denen die Pflegehandlung unwillkürliche körperliche Reaktionen hervorruft, etwa eine Erektion oder sexuelle Erregung bei der Körperpflege. Wie diese Situationen bewältigt werden können, wird im Kapitel „Scham und Würde in der Pflegebeziehung" ausführlich beschrieben.

Übergriffe

Der Umgang mit dem tabuisierten Thema Sexualität ist schwierig genug für Pflegekräfte. Noch schwieriger wird es, wenn sich sexuelle Bedürfnisse in übergriffigem Verhalten äußern:

So erzählte eine Fortbildungsteilnehmerin: „Neulich hat ein alter Mann einen anzüglichen Kommentar über meinen Busen gemacht, während seine junge asiatische Frau gleich daneben saß. Als ich das meinem Vorgesetzten sagte, meinte der nur: ‚Wenn Sie sich auch so aufreizend anziehen …'"

Die beschriebene Situation ist kein Einzelfall. Dabei muss die Pflegefachperson, die thematisiert, was ihr widerfahren ist, nicht nur den beschämenden Vorfall verarbeiten, sondern auch noch mit der Schuldzuweisung und Beschämung durch ihren Vorgesetzten fertig werden. Durch solches Verhalten des Vorgesetzten werden nicht nur die Schutzbedürftigkeit und Integrität der Mitarbeiterin verletzt. Es macht darüber hinaus auch dem ganzen Mitarbeiterinnenkreis deutlich: Bei uns wird eine Person noch zusätzlich beschämt, wenn sie das Thema Sexualisierung der Pflege anspricht.

Zusätzliche Scham vermeiden

Zwar ist die Sexualität ein wichtiges Thema, aber natürlich nicht der einzige Anlass für Scham in der professionellen Pflege. Schon die eigene empfundene Unzulänglichkeit kann schambesetzt sein: „Ich ekle mich vor Eiter und Ausscheidungen – und schäme mich dafür", sagte zum Beispiel eine Pflegefachperson. Oder jemand hat Angst, mit dem Sterben von Klientinnen nicht umgehen zu können.

Nicht wenige Pflegefachpersonen schämen sich stellvertretend für Kolleginnen oder Kollegen: „Neulich wurde ein Heimbewohner von einem meiner Kollegen lautstark beschimpft. Dafür habe ich mich sehr geschämt."

Aus all diesen Beispielen wird deutlich, dass die Scham allgegenwärtig ist in der professionellen Pflege. Was also können Pflegefachpersonen zuallererst für sich selbst tun, um zusätzliche Scham im Pflegealltag zu vermeiden? Wir möchten dafür einige Anregungen geben:

- Sich der eigenen Schambiografie und Schamgeschichte bewusst werden heißt, sie zu reflektieren: für sich selbst, in Seminaren, in der Supervision. Das kann sehr schmerzhaft sein, denn es hatte seine Gründe, dass diese Gefühle einst ins Unbewusste verbannt worden sind. Bewusstheit ist jedoch die Voraussetzung dafür, die Scham in Pflegesituationen bei sich selbst und bei anderen wahrzunehmen und mit ihr konstruktiv umgehen zu lernen.

— Mit der Bewusstheit der Scham werden auch eigene Grenzen bewusst, die dann – soweit möglich – gewahrt werden müssen.
  Die eigenen Grenzen zu wahren, ist im Pflegealltag nicht immer einfach. Dies kann bedeuten, Distanz einzunehmen, etwa so wie es eine Pflegefachperson schilderte: „Wenn mir eine Situation unerträglich wird, muss ich erst einmal raus gehen. Danach kann ich versuchen zu klären."
— Die eigenen Grenzen zu wahren, kann auch bedeuten, „Nein" zu sagen. „Gegenüber sexuell übergriffigen Patienten müssen wir ‚Nein!' sagen – aber auf eine nicht beschämende Art und Weise", so formulierte es eine Pflegefachperson.
— Auf nicht beschämende Art und Weise „Nein" zu sagen, kann erlernt und eingeübt werden. In Seminaren und Fortbildungen können Situationen besprochen und Handlungsalternativen entwickelt und geprobt werden.
— Die Grenzen zu wahren, kann auch bedeuten, den Anspruch „jeder macht bei uns alles" aufzugeben zugunsten geschlechtlicher Trennungen. Beispielsweise können männliche Pflegefachpersonen männliche Klienten katheterisieren oder bei der Körperpflege unterstützen.
— Grenzen zu wahren, kann auch heißen, dass eine Pflegefachperson bestimmte Tätigkeiten nicht ausführen muss, die ihr Scham verursachen, beispielsweise mit alkoholisierten Klientinnen und Klienten umzugehen.
— „Ich brauche Supervision, um bestimmte Pflegesituationen zu verarbeiten", sagte eine Pflegefachperson in einer Fortbildung. Eine andere meinte: „Mir hilft der Austausch mit Kollegen und deren Zuspruch." In Supervisionen und Fallbesprechungen lernen Pflegefachpersonen, belastende Pflegesituationen zu verstehen und mit ihnen professionell umzugehen. Es gehört für uns zur Selbstfürsorge, sich darum zu bemühen, solche Orte der Reflexion und des Auftankens zu schaffen und zu nutzen.

Das Wichtigste auf einen Blick

In diesem Kapitel wurde erneut deutlich, dass die Pflege unvermeidbar mit Schamgefühlen verbunden ist. Alle Beteiligten schämen sich – wenn auch nicht für dasselbe. Das ist gut so. Denn die Scham hat eine Schutzfunktion. Sie hilft uns zu spüren, wann unsere Grenzen und die der anderen gewahrt werden müssen. Verletzen wir diese Grenzen und damit unser Bedürfnis nach Schutz, dann kann dies Scham, Frustration und Aggression auslösen.

Sowohl pflegende Angehörige als auch professionell Pflegende sind mit unterschiedlichsten, Scham auslösenden Momenten konfrontiert. Einige davon sind spezifisch, andere gelten für beide Gruppen. So haben wir unsere Überlegungen zu Sexualität für den Bereich der professionellen Pflege erläutert. Das heißt jedoch nicht, dass Sexualität in der Pflege Angehöriger keine Rolle spielen würde, im Gegenteil. Sexualität und der Umgang mit ihr sind auch dort relevant. Umgekehrt kann in der professionellen Pflege der Umgang mit verdeckten Konflikten genauso wie bei der Pflege von Angehörigen zu Verhaltensweisen führen, die Scham auslösen. Wir regen die Leserinnen und Leser an, beide Abschnitte zu lesen und zu beobachten, welche der angesprochenen Themen für Sie jeweils wichtig sind.

Der Umgang mit sich selbst als Pflegefachperson und mit der eigenen Scham wirkt sich auf die Pflegebeziehung aus. Im nächsten Kapitel werden wir zum einen die Faktoren aufzeigen, die den Umgang mit Scham in der Pflegesituation erschweren. Zum anderen werden wir aber auch die Möglichkeiten beschreiben, wie Scham dennoch konstruktiv bewältigt werden kann.

Scham und Würde in der Pflegebeziehung

Pflegekräfte, ob professionell oder nicht, müssen immer wieder Grenzen überschreiten, so auch die Schamgrenzen der auf ihre Hilfe angewiesenen Personen. So gesehen sind sie „Täterinnen", weil sie Grenzen verletzen und Scham auslösen. Sie sind aber andererseits genauso stark an der erfolgreichen Bewältigung von Schamsituationen beteiligt. Damit dies gelingen kann, müssen Bedingungen geschaffen werden, unter denen es möglich ist, intime oder gar sexuelle Situationen so zu gestalten, dass sie für alle Beteiligten mit einem möglichst erträglichen Maß an Scham ablaufen können.

Schambesetzte Situationen erfolgreich zu bewältigen, ist ein Prozess, den wir anhand einer Situation im professionellen Kontext beschreiben wollen: der Untersuchung einer Frau durch einen Gynäkologen.

Beispiel: gynäkologische Untersuchung

Zunächst benötigt eine gynäkologische Untersuchung wie auch andere medizinische und pflegerische Handlungen einen institutionellen *Rahmen*: Indem sich Kliniken oder gynäkologische Praxen klar von privaten Räumen unterscheiden, stellen sie einen Rahmen dar, in dem die Untersuchung als „normal" empfunden werden kann. Das ist Voraussetzung dafür, dass überhaupt ein fremder Mensch einen anderen Menschen anfassen oder intime Dinge fragen darf. In einem Restaurant beispielsweise wäre dies nicht angebracht.

Weiterhin hilft das Agieren in *Rollen*, um die schambesetzte Situation gut zu bewältigen: Auf der einen Seite gibt es die Klientinnen, auf der anderen Seite die Pflegefachpersonen beziehungsweise Ärztinnen und Ärzte usw., deren Rolle deutlich an der Dienstkleidung und am Titel beziehungsweise den Berufsbezeichnungen zu erkennen ist.

Schließlich dient das *Benutzen von Handschuhen*, wenn jemand angefasst wird, nicht nur der Hygiene, es hilft auch, eine *Distanz* herzustellen. *Tücher*, mit denen Teile des Körpers abgedeckt werden oder der *Sichtschutz*, der aufgestellt wird, *geschlossene Türen* und vieles mehr unterstützen die Bewältigung von schambesetzten Situationen[21].

Aber diese Voraussetzungen allein können sie nicht gänzlich entschärfen. In der Pflege wie in der Medizin begegnen sich zum einen Personen, zum anderen aber auch Körper – zudem in einem asymmetrischen Verhältnis: Eine Person ist diejenige, welche ihren Körper von der anderen Person behandeln lassen muss. Die eine zieht sich aus (oder wird ausgezogen), die andere bleibt angekleidet. Die eine berührt, die andere lässt sich berühren. Die eine Person behandelt, die andere lässt sich behandeln. *Beide* jedoch müssen mit der Nacktheit, der möglichen Entstellung, der unangenehmen Situation, den Gerüchen, den vertraulichen Informationen und so weiter umgehen. Das heißt alle Beteiligten müssen gemeinsam die potenziell schambesetzte Situation bewältigen.

Das komplexe Zusammenspiel von „undoing shame"

Jede und jeder Beteiligte übernimmt einen Teil der Aufgabe, die Birgit Heimerl „undoing shame"[22] nennt (Heimerl 2006, S. 388). Solche Prozesse geschehen alltäglich, beispielsweise wenn eine Person die Tür zur Toilette schließt und die andere Person dieses Zeichen respektiert, die Toilette also auch nicht betritt, solange die Tür verschlossen ist. Die Scham wird dabei durch unsere Anwesenheit beziehungsweise Abwesenheit reguliert.

Doch während es in der alltäglichen Situation möglich ist, die Toilette nicht zu betreten, brauchen Beteiligte in Pflegesituationen oder bei medizinischen Untersuchungen andere Möglichkeiten für das „undoing shame". Denn weder die auf Hilfe angewiesenen Klientinnen noch die Pflegefachpersonen können beispielsweise für die Intimpflege den Raum tatsächlich verlassen. Dennoch wird die Scham auch hier ähnlich wie in alltäglichen

21 Zur vertieften Lektüre siehe zum Beispiel Heimerl (2006) oder Goffman, E. (1977). Rahmen-Analyse. Frankfurt a. M.: Suhrkamp.

22 Wir übernehmen hier den Begriff „undoing shame", weil er schwer zu übersetzen ist und obwohl er als ein „Wegmachen" der Scham missverstanden werden könnte. Wir verstehen Heimerls Verwendung dieses Begriffs dahingehend, dass er einen aktiven Prozess beschreibt, mit dem schambesetzte Situationen bewältigt werden können.

Situationen durch An- beziehungsweise Abwesenheit reguliert. „Abwesenheit“ besteht dann darin, dass Handelnde als (Geschlechts-)Personen aus der Situation verschwinden und nicht mehr als Frauen oder Männer anwesend sind, sondern in die Rolle der Patientin oder des Pflegers beziehungsweise Arztes schlüpfen.

In der Sprache der Soziologie wird die Anwesenheit des Arztes als Mann und der Patientin als Frau „Personalisierung“ genannt. Der Wechsel in die Abwesenheit als Mann oder Frau wird „De-Personalisierung“ (auch Objektivierung) bezeichnet (Henslin & Biggs 1993). Im Prozess des „undoing shame“ wechseln sich Personalisierung und De-Personalisierung teilweise ständig ab. Dass wir Menschen das können und wie dies geht, haben die US-amerikanischen Sozialwissenschaftler James Henslin und Mae Biggs anhand von circa 15.000 Beobachtungen gynäkologischer Untersuchungen ausgewertet und beschrieben (Henslin & Biggs 1993). An den Situationen waren immer ein männlicher Gynäkologe und eine Frau sowie eine Arzthelferin beteiligt. Den Wechsel von Personalisierung und De-Personalisierung haben die Wissenschaftler in fünf Phasen beschrieben:

Phase 1: *Bei der Vorbesprechung im Sprechzimmer des Gynäkologen sitzen sich zwei Personen gegenüber: der Arzt und die Frau. Wenn sie sich schon länger kennen, kann es sein, dass sie sich auch über Persönliches unterhalten, beispielsweise wie es den Kindern geht.*

Phase 2: *Hier findet eine De-Personalisierung statt: Die Frau wechselt hin zur „pelvic“ (Vaginaluntersuchung), das heißt sie ist nicht mehr als Frau im Raum anwesend, sondern objektiviert als die Untersuchung selbst. Der Arzt ist nicht dabei. Stattdessen gibt die Arzthelferin der Frau Anweisungen, was sie machen muss. Die Frau entkleidet sich. Sie legt mit der Kleidung auch ihre Person ab. Das ist für die dritte Phase wichtig, in der der Arzt sie untersucht.*

Phase 3: *Diese Phase ist die schwierigste. Um sie zu bewältigen, verschwindet die Frau als Person komplett, sie existiert objektiviert als „pelvic“ (Vaginalun-*

tersuchung). Der Arzt ist als Mann ebenfalls verschwunden, er ist zum Untersuchenden geworden. Alle Beteiligten tragen dazu bei, dass das „undoing shame" gut gelingen kann:

Der Arzt konzentriert sich auf die Untersuchung, wahrt eine gewisse Distanz, die auch durch das Anziehen eines Handschuhs und das Abdecken des Oberkörpers der Frau hergestellt wird.

Die Helferin ist Assistentin und zugleich wichtige Zeugin, dass die Situation nicht zur sexuellen Situation wird.

Die Frau agiert als Objekt: Sie schaut weder sich noch den Arzt an, sie blickt an die Wand oder an die Decke.

Wenn der Arzt fertig ist mit der Untersuchung, geht der Prozess in die nächste, die „re-personalisierende" Phase.

Phase 4: *Die Re-Personalisierung findet statt, das bedeutet, die Frau zieht sich an, macht sich als Frau zurecht.*

Phase 5: *Wenn die Frau dem Arzt nun wieder gegenüber tritt, ist sie zwar noch in der Rolle der Patientin, aber wieder die Frau. Meistens werden noch kurz Informationen gegeben oder Fragen gestellt, bevor sie den Raum verlässt.*

Die Beschreibung zeigt, dass schambesetzte Situationen in einem komplexen Zusammenspiel aller Beteiligten bewältigt werden können. Alle tragen dazu bei, indem sie sehr sensibel sind für das Aufkommen von – für diese Situation – unangemessenen Gefühlen. Sie bewältigen diese, indem sie innerlich Nähe und Distanz regulieren, hier beschrieben als Anwesenheit beziehungsweise Abwesenheit als Geschlechtspersonen. Um dies zu tun, helfen ihnen der Rahmen, in diesem Fall eine gynäkologische Praxis, die Rollen, die Instrumente und die Tücher. Der *Kontext* ist also für die Entstehung und Bewältigung von Schamsituationen mit entscheidend, aber nicht nur. Vielmehr sind die Beteiligten als Personen gefragt und das nicht nur einzeln, sondern in eben diesem komplexen Zusammenspiel von Personalisierung und De-Personalisierung als aktivem Prozess.

Warum „undoing shame“ manchmal nicht so gut gelingt

Es ist erstaunlich, wie sensibel wir Menschen sein können, sodass das Zusammenspiel beim „undoing shame“ gelingen kann, ohne vorher abgesprochen oder geplant worden zu sein. Weniger erstaunlich finden wir, dass es manchmal nicht so gut gelingt. Das kann passieren, wenn eine der beteiligten Personen „nicht mitspielt“, zum Beispiel aus Unwissenheit – dies sind die berühmten „Fettnäpfchen“, in die wir unversehens treten können. Jemand plaudert dann beispielsweise eine Information über eine andere Person aus, nicht wissend, dass sie in diesem Kontext geheim ist.

Es kann auch passieren, dass eine der beteiligten Personen aus der Abwehr von Schamgefühlen heraus und damit meistens unbewusst agiert und das „undoing shame“ deshalb nicht gelingt. Heimerl beschreibt zwei verschiedene solcher Situationen und die darin enthaltenen Muster (Heimerl 2006):[23]

In der ersten Situation übernimmt eine weibliche Pflegefachperson die Intimpflege bei einem Mann, der eine Pilzerkrankung im Genitalbereich hat. Die Intimpflege an sich ist schon schambesetzt, durch die Pilzerkrankung verstärkt sich das Schamgefühl noch. Der Patient versucht, die Situation durch „Abwesenheit“ zu bewältigen, in dem er den Blickkontakt meidet und schweigt. Die Pflegefachperson hingegen zieht ihn immer wieder in die Situation hinein, indem sie ihn fragt, ob es weh tut, ihm sagt, dass es gleich vorbei ist, ihn wiederholt anschaut und so weiter.

Wir haben schon festgestellt, dass das Senken des Blickes und das Wegschauen schamvermeidend wirken können, sie unterstützen die De-Personalisierung beziehungsweise Abwesenheit. Durch das Anschauen verhindert die Pflegefachperson die Abwesenheit des Klienten. Sie bleibt als Person und als Frau anwesend, während der Klient immer wieder versucht, sich auszuklinken. Das „undoing shame“ gelingt nicht wirklich.

Die zweite Situation zeigt, dass selbst das Aussprechen der Scham aus Schamabwehr geschehen kann und dann ein erfolgreiches „undoing shame“ gefähr-

23 Die Autorin ist Pflegefachperson und hat im Rahmen ihrer Diplomarbeit als Soziologin Beobachtungen von Intimpflegesituationen auf Intensivstationen ausgewertet.

det: „„Na, das ist ja auch was, Sie hier nackt, und zwei Frauen stehen da, und an Ihnen wird rumgemacht, Herr S.“, sagt die Pflegefachperson, ohne den Patienten anzusehen. ‚Ach, in meinem Alter … wissen Sie, da ist man nicht mehr genant[24], … wenn ich jung wäre, … ja, dann wäre das vielleicht was anderes, aber so …‘, sagt Herr S. lachend und schaut weiterhin auf die waschenden Hände der Krankenschwester (…) Während sie Penis und Leisten mit Desinfektionslösung abtupft (…) erzählt sie von einem vor Kurzem aufgenommenen 18-jährigen Patienten: ‚… der wollte sich im Schockraum partout nicht ausziehen, weil nur Frauen im Dienst gewesen sind (…) Dem war das total unangenehm, so umrahmt von Frauen dazuliegen, ich glaube der hatte Angst, dass was passiert!‘, sagt sie, wirft den Kopf in den Nacken und kichert. ‚Ja, da kann schon mal ein unkontrolliertes Wachstum stattfinden bei so jungen Männern‘, erwidert Herr S. schmunzelnd.“ (Heimerl 2006, S. 385)

Die Beobachterin der Szene, die Autorin selbst, beschreibt, dass sie sich sehr schämt, als sie Zeugin des Dialogs wird. Der Patient und die Pflegefachperson hingegen entscheiden sie sich sozusagen für die Flucht nach vorn, statt der Scham Raum zu geben: Sie unterhalten sich über die Scham – aber die eines anderen, nämlich des jungen Mannes. Auf die Art und Weise, wie sie dies machen, wird die Scham jedoch nicht bewältigt, sondern weitergegeben: an die Beobachterin und an den jungen Klienten. Die Beobachterin spürt die Scham, über den jungen Klienten wird gelacht. In diesem Fall haben sich die direkt Beteiligten die Scham nicht bewusst gemacht, sondern haben sie durch Lachen und betont „cooles“ Verhalten abgewehrt. Die Situation ist ein typisches Beispiel dafür, wie die Abwehr von Scham „funktioniert“.

Schambesetzte Situationen bewältigen

Wissenschaftliche Untersuchungen zeigen wichtige Aspekte bei der Gestaltung von schambesetzten Situationen:

Der *Rahmen* ist für die Bewältigung der Scham wichtig. In einer Klinik, ärztlichen Praxis oder in einem Pflegeheim findet anderes statt

24 Von „genieren“, sich schämen.

als beispielsweise in einem Restaurant. *Rollen* als Pflegefachperson, Ärztin, Patient und so weiter, *Sichtschutz* oder *Handschuhe* tragen zusätzlich dazu bei, Grenzüberschreitungen zu legitimieren und damit die Scham zu regulieren. Das gilt auch für die Pflege im häuslichen Bereich.

Ein menschenwürdiger Rahmen allein reicht aber nicht. Scham wird durch die Anwesenheit oder Abwesenheit der Personen reguliert, die an der Situation beteiligt sind. Dies bedeutet zum Beispiel, dass wir, wann immer dies möglich ist, die Klientinnen bei intimen Verrichtungen alleine lassen und erst wieder den Raum betreten, wenn diese Verrichtungen getätigt sind.

Wenn es nicht möglich ist, den Raum zu verlassen, dann drehen wir uns um und beschäftigen uns so lange mit etwas anderem. Doch auch das ist nicht immer möglich, wie manchmal bei der Intimpflege. In diesen Fällen haben wir eine dritte Möglichkeit: Wir können uns als Personen aus der Situation herausziehen. Das geschieht durch Senken oder Abwenden des Blickes, Schweigen, bewusstes Ablenken und durch „Objektivierung", das heißt indem die Handlung, zum Beispiel wie oben die Vaginaluntersuchung, in den Mittelpunkt gestellt wird.

So schützen wir uns selbst, aber auch die anderen beteiligten Personen davor, dass eine Situation zu schamvoll wird. Dies ist ein für alle Beteiligten sehr aktiver Prozess. Birgit Heimerl nennt ihn daher „undoing shame" (Heimerl 2006).

Da das Schamempfinden und auch der Umgang mit Scham individuell sehr unterschiedlich sind, ist das „undoing shame" nicht immer für alle Beteiligten gleich erfolgreich. Wir möchten auch nicht von „undoing shame" sprechen, denn das könnte implizieren, dass die Scham weggemacht werden sollte. Wir möchten lieber, dass die Scham bewusst ist und damit umgegangen wird.

Nur wenn die eigene Scham bewusst ist, kann vermieden werden, dass eigene abgewehrte Impulse in die Schamsituation „hineingegossen" werden. Anders herum ausgedrückt: Unbewusste Scham kann dazu führen, dass Pflegefachpersonen ihrerseits in abwehrende Verhaltensweisen rutschen, etwa in ein betont „cooles“ oder kontrollierendes Auftreten, entwürdigende Sprache, herabsetzendes Benehmen, im Extremfall in Gewalt und vieles mehr. Die ganze Palette von Abwehrmechanismen, die im Kapitel „Wie zeigen sich Schamgefühle?“ skizziert wurden, ist möglich. Katharina Gröning beschreibt, wie sich unbewusste, abgewehrte Schamgefühle auf beiden Seiten – einerseits von Klientinnen und andererseits von Pflegenden – gegenseitig hochschaukeln und zu Missverständnissen, Konflikten und Gewalt eskalieren können (Gröning 2001).

Wenn Pflegende zu Scham abwehrenden Verhaltensweisen greifen, dann tun sie dies nicht, weil sie „schlechte Menschen“ sind, sondern weil sie ihrerseits in großer innerer Not sind und psychisch um ihr eigenes Überleben kämpfen. Möglicherweise werden dabei Abwehrmechanismen reaktiviert, die früh im Leben erlernt wurden.

Auch die Ausbildung spielt eine Rolle. Gewiss werden in den Pflegeausbildungen heute viele wertvolle Fähigkeiten vermittelt, um die Klientinnen in würdiger Weise zu pflegen. Doch das reicht nicht. Die Auszubildenden müssten in eine Pflegekultur aufgenommen werden, in der die enorme Gefühlsarbeit, welche die Pflegetätigkeit mit sich bringt, reflektiert und besprochen werden kann. Gefühle zu reflektieren und zu besprechen, kann schon in der Ausbildung gelernt werden.

Ausbildungsgruppen in der Pflege haben inzwischen häufig einen multikulturellen Hintergrund. In der Altenpflege etwa kommen bis zu 50 Prozent der Auszubildenden aus dem Ausland, manche von ihnen sind erst seit ein paar Jahren in Deutschland. Es ist davon auszugehen, dass sich das Schamgefühl bei den Auszubildenden, auch aufgrund kultureller Unterschiede, voneinander unterscheidet. Diese Unterschiede können und sollten in der Reflexion von Pflegeerfahrungen in der Ausbildung genutzt werden, indem Situationen, in denen sich die Auszubildenden geschämt haben, im Unterricht erzählt und reflektiert werden.

Wir haben außerdem auf die Notwendigkeit professioneller Formen der Reflexion wie zum Beispiel Supervision bereits mehrmals hingewiesen. Es braucht für diese Reflexion allerdings einen geschützten Rahmen. Gespräche zwischen Tür und Angel oder der Austausch im Alltag reichen nicht aus.

Ein weiteres Problem scheint uns darin zu bestehen, dass die gegenwärtigen Arbeitsbedingungen, die von Zeitdruck und Stress bestimmt werden, und ein Übermaß an Scham und Beschämungen dazu führen können, dass eine Pflegefachperson in ein abwehrendes Verhaltensmuster rutscht und sich folglich wider besseres Wissen und Gewissen verhält. Dies kann zu noch mehr Schamgefühlen führen – ein fataler Teufelskreis.

Gestaltung einer menschenwürdigen Pflegebeziehung

Der Ausweg aus diesem Teufelskreis besteht unseres Erachtens darin, sich der eigenen Scham bewusst zu sein. Wie wir im vorigen Kapitel schon zu zeigen versucht haben, geht es darum, in Kontakt zu treten mit diesen Aspekten der eigenen Lebensgeschichte: Erfahrungen, die zwar schmerzhaft sind, die uns aber auch zu Menschen machen und so mit der Menschheit verbinden. Andernfalls, wenn wir die eigene Scham nicht zulassen können, besteht die Gefahr, dass wir sie auch bei den Klientinnen „weg-"machen müssen.

Positiv formuliert: Wenn wir die eigene Scham zulassen können, dann wird es möglich, auch die Klientinnen in diesen Gefühlen zu akzeptieren. Wir verweisen nochmals auf das „Würde-Mobile". Eine menschenwürdige Pflegebeziehung zu gestalten bedeutet, auf Hilfe angewiesene Menschen anzuerkennen, auch in ihrer Scham. Sie zu schützen, ihnen Zugehörigkeit zu vermitteln und ihre Integrität zu wahren. Für die Gestaltung dieser Beziehung hier noch einige Hinweise:

Grundbedürfnis nach Anerkennung

— Wir möchten nochmals die Bedeutung des Blickes hervorheben: Menschen anzublicken, sie zu sehen, ihnen in die Augen zu schauen, kann für sie bedeuten, als die gesehen und anerkannt zu werden, die sie sind. Gesehen zu werden, kann geradezu von therapeutischem Wert für einen

Menschen sein. „Jemanden eines Blickes würdigen", sagen wir und dies macht den Zusammenhang von Scham, Würde und dem Blick deutlich.

In einer schambesetzten Situation allerdings kann das Gegenteil der Fall sein, etwa bei der Pflege im Intimbereich. Hier kann es angebracht sein, das Bedürfnis nach Schutz in den Vordergrund zu stellen: den Blick abzuwenden, zu senken oder auch das Zimmer zu verlassen.

- Auch in einem Gespräch in einer schambesetzten Situation ist der direkte Blickkontakt möglicherweise zu viel. Hier könnte es sich empfehlen, zum Beispiel die Stühle nicht zu dicht und einander nicht direkt gegenüber zu platzieren, vielleicht sogar ein Tischchen dazwischen zu stellen. Im Unterschied dazu brauchen Klienten mit massiven Anerkennungsdefiziten möglicherweise gerade den Blickkontakt.
- In einem Alten- oder Pflegeheim kann es passieren, dass Bewohnerinnen und Bewohner mit traumatischen Ausgrenzungserfahrungen hochempfindlich in ihrem Bedürfnis nach Zugehörigkeit reagieren. Dies sollte berücksichtigt werden, wenn gemeinschaftliche Veranstaltungen oder Feiern durchgeführt werden. Dabei sollte zum Beispiel auf eine gemeinschaftliche Sitzordnung geachtet werden, in der niemand abseits und ausgegrenzt sitzt.
- Die Anerkennung der Fähigkeiten einer Person hilft ihr, möglichst selbstbestimmt zu leben, auch in der Pflegesituation. „Wir sollten die Autonomie der alten Menschen fördern. Wenn zum Beispiel jemand nur noch eine Tasse halten kann, dann ist es wichtig, dass er dies auch tun darf, dass wir ihm dies nicht abnehmen. Wir sollten nicht problem-, sondern ressourcenorientiert pflegen", sagte ein Weiterbildungsteilnehmer. Häufig können auf Hilfe angewiesene Menschen viele Verrichtungen noch selbst tun: die eigene Kleidung auswählen, Essenswünsche äußern, die Intimpflege übernehmen, Entscheidungen treffen, wie zum Beispiel welche Ruhezeiten sie wollen und so weiter.
- Es ist wichtig, die Bedürfnisse der Klientinnen zu achten: zum Beispiel religiöse, indem man gegebenenfalls die Schuhe vor dem Zimmer auszieht, Essenswünsche oder Gebetszeiten respektiert; oder das Bedürfnis von Klientinnen nach Sauberkeit und Ordnung, soweit möglich, unge-

achtet der eigenen Maßstäbe. Und respektvoll und anerkennend mit dem Eigentum der Pflegebedürftigen umzugehen, kann bedeuten, sie zu fragen, ob der Schrank geöffnet werden darf.

Grundbedürfnis nach Schutz

— Menschen können vor den *Blicken* anderer geschützt werden, indem Türen geschlossen werden oder ein Sichtschutz aufgestellt wird. Klientinnen oder Angehörige, die gepflegt werden, sollten nicht mehr entblößt werden, als im jeweiligen Moment nötig. Sie vor dem *Zugriff* anderer zu schützen, kann beispielsweise bedeuten, der Ärztin zu sagen, dass die Klientin gerade auf dem Toilettenstuhl sitzt und nicht gestört werden soll; ebenso die Zahl der Besucherinnen und Besuchern zu regulieren und auch für Ruhezeiten zu sorgen.

— Vor Betreten eines Zimmers anzuklopfen und zu warten, bis die Bewohnerin oder der Klient „Herein!" gerufen hat, gibt Schutz.
Schutz bedeutet auch, dass intime Informationen nur dann, wenn dies unbedingt nötig ist und möglichst mit Erlaubnis der Betroffenen an andere weitergegeben werden.

— Zum Schutz gehört es auch, Nähe und Distanz differenziert, je nach Person, zu regulieren: Manche Menschen brauchen Nähe und es tut ihnen gut, berührt zu werden. Anderen sind Berührung und Nähe zu eng. Hier sind nur die unbedingt nötige Nähe und Berührung gefragt und ansonsten ist es wichtig, Distanz zu halten. Das Bedürfnis nach Nähe und Distanz kann auch erfragt werden, zum Beispiel so: „Ich muss Sie einmal um die Hüfte fassen, damit ich Ihnen beim Aufstehen helfen kann. Geht das für Sie oder soll ich lieber die Gehhilfe holen?"

— Individualisierte Pflege heißt, Bedürfnisse zu respektieren und sie zu schützen. So kann es zum Beispiel bei der Pflege einer Klientin, die traumatische Grenzverletzungen erlitten hat, besonders wichtig sein, auf Schutz zu achten, auch in der Entscheidung darüber, ob sie von einer Frau oder einem Mann gepflegt wird.

Grundbedürfnis nach Zugehörigkeit

— Zugehörigkeit zu vermitteln, kann sich darin ausdrücken, auf Augenhöhe miteinander zu kommunizieren und den anderen respektvoll anzusprechen (das geht auch, wenn aus therapeutischen Gründen auf das Du und den Vornamen als Anrede gewechselt wird); die Sprache des anderen zu achten, also etwa einen Dialekt oder Akzent, oder die alte Regel zu befolgen, nämlich nicht *über*, sondern *mit* den Menschen zu reden.

— Pflegefachpersonen können für Zugehörigkeit sorgen, zum Beispiel „wenn in einer Wohngruppe ein Mitbewohner ausgegrenzt wird, dann müssen wir dafür sorgen, dass er wieder von der Gruppe aufgenommen wird“, so eine Fortbildungsteilnehmerin.

— Im häuslichen Bereich kann die pflegende Angehörige Außenkontakte weiter aufrechterhalten, die dem Betroffenen immer wichtig waren. Sie übernimmt dann die Rolle der Vermittlerin.

Grundbedürfnis nach Integrität

— Die Integrität derer zu wahren, die der Hilfe bedürfen, bedeutet, sie als Expertinnen für ihr eigenes Wohlbefinden zu begreifen. Soweit als möglich darauf einzugehen, heißt, sie – wenn irgendwie möglich – nicht zu Handlungen zu zwingen. Das kann bedeuten, dass Pflege sehr kreativ zu gestalten ist. Ein Teilnehmer einer Weiterbildung sagte: „Wir haben eine Klientin, die nur in ihrer Unterhose gebadet werden möchte. Meine Kolleginnen und Kollegen haben damit große Probleme. Ich meine aber, dass es seltsam ist, dass wir die Menschen nicht fragen, ob sie in Badekleidung gebadet oder geduscht werden wollen. Wir müssen dann eben andere Möglichkeiten der Hautbeobachtung finden.“

— Wo immer es möglich ist, können den Menschen Alternativen geboten werden, wie zum Beispiel zu fragen: „Kann ich Ihnen ein Fußbad machen oder die Füße waschen?“, sodass die letzte Entscheidung bei der Klientin liegt.

— Pflegende können dafür sorgen, dass Menschen trotz körperlicher oder psychischer Einschränkungen für sie sinnvollen Beschäftigungen nachgehen und damit ihre Integrität wahren können.

Umgang mit Sexualität

— Wichtig ist grundsätzlich, dass Klientinnen beziehungsweise Angehörige von den Pflegenden nicht abgewertet werden, nur weil ihr (sexuelles) Verhalten nicht zu den eigenen Schamgrenzen passt.
— Pflegende können ihren Umgang mit der Sexualität der Klientinnen würdiger gestalten, wenn sie sich ihre eigenen Reaktionen und Grenzen, sexuellen Vorstellungen und Fantasien bewusst machen und diese im Team, in der Supervision oder mit einer Beraterin beziehungsweise einem Berater besprechen. Konkret kann es beispielsweise sein, dass eine Pflegende sagt, wie sie sich schämt, wenn ihr ein Klient auf den Busen schaut. Oder es darf ausgesprochen werden, dass auch Pflegende erotische Gefühle haben können (siehe das Beispiel des Pflegers, der sich mit einer Patientin „eingelassen" hat, in Kapitel „Professionell Pflegende und die Scham").
— Falls Bewohnerinnen oder Bewohner in einer intimen Situation überrascht werden, ist es gut, das Zimmer wenn möglich gleich wieder zu verlassen und eventuell ein Schild „Bitte nicht stören!" anzubringen.
— Es könnte ein Kuschelzimmer auf einem Wohnbereich eingerichtet werden. Es sollte allerdings so liegen, dass Menschen, die es nutzen, nicht kompromittiert werden, zum Beispiel indem es nicht direkt vom Gang erreichbar ist, sondern über ein weiteres Zimmer, vielleicht ein Badezimmer.
— Die Sexualassistenz[25] ist eine Möglichkeit, sexuelle Bedürfnisse von Klientinnen und Klienten ernst zu nehmen und für die Erfüllung dieser Bedürfnisse zu sorgen. Pro familia unterscheidet „zwischen passiver und aktiver Sexualassistenz. Mit passiver sexueller Assistenz sind Maßnahmen gemeint, welche Bedingungen schaffen, die es Frauen und Männern mit Behinderungen ermöglichen, ihre sexuellen Bedürfnisse zu befriedigen. Dazu gehören: Sexualpädagogik, Sexualberatung, Be-

25 Weitere Informationen über Sexualassistenz geben verschiedene Webseiten wie zum Beispiel *www.sexualassistenz.ch/deutschland.html* (Zugriff 12.06.2014). Eine Expertise von pro familia, die auch die rechtlichen Gegebenheiten beleuchtet, findet sich auf der Seite *http://www.profamilia.de/fileadmin/publikationen/Fachpublikationen/expertise_sexuelle_assistenz.pdf* (Zugriff 12.06.2014).

schaffung von sexuellen Hilfsmitteln, Pornografie, Vermittlung einer Prostituierten oder Sexualbegleiterin. Bei aktiver sexueller Assistenz ist eine andere, eine helfende Person aktiv in eine sexuelle Handlung einbezogen. In Abgrenzung zur Prostitution geht es bei der ‚professionellen Sexualassistenz' für Frauen und Männer mit Behinderungen um sexuelle Dienstleistungen gegen Bezahlung durch speziell dazu ausgebildete Frauen und Männer, die Zärtlichkeiten aller Art, manchmal auch Geschlechtsverkehr, anbieten und sich mit verschiedenen Behinderungen auskennen" (pro familia 2005, S. 5).

— Die Integrität von Pflegenden, vor allem von professionellen Pflegefachpersonen hängt häufig stark von Rahmenbedingungen ab, unter denen sie pflegen. Inwiefern diese Bedingungen Scham und Würde beeinflussen, wird im nächsten Kapitel dargestellt. Dabei beziehen wir uns vor allem auf die professionelle Pflege.

Die Rahmenbedingungen von Pflege

Alle bisher genannten Bemühungen, sich selbst und den Klientinnen und Klienten mit einer Haltung der Würde zu begegnen, können durchkreuzt werden, wenn die Rahmenbedingungen nicht stimmen.

Anerkennung, Druck und berufsrechtliche Aspekte

Dass inzwischen Vorbehaltsaufgaben in der Pflege definiert worden sind, ist ein großer Schritt in Richtung Professionalisierung und auch (gesellschaftliche) Anerkennung (Think Tank Vorbehaltsaufgaben (TT VA) & Deutsche Gesellschaft für Pflegewissenschaft e. V. (DGP), 2024). Die Organisation, Steuerung und Gestaltung von Pflegeprozessen ist nun an die pflegeberufliche Qualifikation gebunden und rechtlich abgesichert. Es braucht allerdings noch viel Klärung, bis diese Regelung in die interprofessionelle Zusammenarbeit der Versorgungssettings eingegangen ist. Möglicherweise auch, bis sich Pflegefachpersonen selber anerkennen und dafür einsetzen, dass sie in ihrer Qualifikation ernstgenommen werden. Bis dahin besteht immer noch die Gefahr, dass Pflegefachpersonen beschämt werden:

- zum einen aufgrund der Tatsache, dass sie trotz guter Ausbildung und hohen Anforderungen lediglich als Gehilfinnen des medizinischen Personals angesehen werden;
- zum anderen passiert das, was der Krankenhausseelsorger Rainer Wettreck – jenseits der juristischen Gesamtverantwortung und des ärztlichen Vorbehalts – als die „Verantwortungsfalle“ der Pflege bezeichnet (Wettreck 2001). Er beobachtete in einer Klinik, dass Pflegefachpersonen für das Befinden der Patientinnen vollumfänglich zuständig sind, mit einer „nahezu unbegrenzten Verantwortung für den Patienten – gleichzeitig verbunden mit einer sehr geringen Entscheidungskompetenz“ (Wettreck 2001, S. 21). „Im Zweifel sind wir immer schuld“, so drückte es eine Stationsleitung in der Studie aus (ebd.).

Zwar muss zwischen Scham und Schuld unterschieden werden, aber dennoch sind die Schuldzuweisungen an Pflegefachpersonen häufig beschämend. Ich (U.I.) erinnere mich deutlich daran, wie im Klinikalltag die Scham, die durch diesen Konflikt entstand und die vielleicht sogar chronisch war, das Klima zwischen den Berufsgruppen und auch innerhalb der Pflegekultur vergiftete. Die Verankerung von Vorbehaltsaufgaben im Pflegeberufegesetz (PflBG) ist eine große Chance!

Ökonomische Aspekte

Pflegefachpersonen nennen als weitere Ursache für Scham den enormen Zeitdruck, der sie zum schnellen „Abfertigen" von Klientinnen nötigt. Das können viele Pflegefachpersonen nicht mit ihrem Berufsethos vereinbaren. Die Pflegewissenschaftlerin und Pflegefachperson Karen Sanders und ihre Kollegen beschreiben in einer Fallstudie aus England, wie die Einhaltung von Zeitvorgaben in einer Notambulanz zu Scham und Demütigung führte (Sanders u. a. 2011). Früher, so die Wissenschaftler, antwortete eine Pflegefachperson auf die Frage des Arztes, wie es der Klientin gehe, mit Daten zu deren Gesundheitszustand. Heute würde sie sagen: "3 hours 40, Doctor, and it's not looking good on the bed situation. Discharge or home?"[26] (Sanders u. a. 2011, S. 86).

Es gehört zum Selbstverständnis vieler Pflegefachpersonen, dass sie an allererster Stelle die einzelne Klientin oder den Klienten und deren Wohl sehen. Die von Waltz (2004) dargestellte Orientierung an der Wirtschaft als gegenwärtiges Paradigma führt zu einem Menschenbild, das Menschen, die Hilfe brauchen zu Kosten- und Gewinnfaktoren macht. Damit können sich wenige Pflegefachpersonen identifizieren. In der Folge schämen sie sich dafür, wenn sie ihre eigenen Ideale verletzen: wenn sie dazu genötigt werden, ihre eigene Integrität zu verletzen.

In Deutschland gibt es ähnliche Entwicklungen. Sogenannte „Umstrukturierungen", wie Personalkürzungen oft beschönigend bezeichnet werden,

26 „Drei Stunden, vierzig Minuten und es sieht nicht gut aus mit der Bettenbelegung. Entlassung oder nach Hause?" Hintergrund: Es gibt vom National Health Service in Großbritannien die Vorgabe, dass Patienten nicht länger als maximal vier Stunden in der Notaufnahme verbringen dürfen – ungeachtet der Diagnose und der Schwere der Erkrankung. Diese Vorgabe übt einen enormen Druck auf die in der Notambulanz Tätigen aus.

führen nicht selten zu katastrophalen Zuständen. So sagte eine berufserfahrene Gesundheits- und Krankenpflegerin einer Universitätsklinik: „Die Umstrukturierungen (Personalreduzierung im Bereich Stammpersonal) haben zu einer chronischen Überbelastung des noch bestehenden Personals geführt. Die Krankenstände sind erheblich gestiegen, die Arbeitsmoral drastisch gesunken. Viele Mitarbeiter sehen Kollegialität und Teamfähigkeit als Fremdwort an. Es resignieren immer mehr Pflegefachpersonen, die Patientenversorgung ist viel schlechter als früher, der Ton gegenüber Patienten und anderen Mitarbeitern ist oft eher unfreundlich und gereizt. Es passieren Pflegefehler, der Ablauf ist erheblich gestört, viele wichtige Dinge werden übersehen. (...) Viele Kollegen wechseln den Beruf nach kurzer Zeit, da sie keine Perspektiven mehr sehen für sich."[27]

Inzwischen ist der Druck durch den Mangel an Pflegefachpersonen noch gestiegen. In vielen Einrichtungen können frei gewordene Stellen gar nicht mehr besetzt werden.

Gesellschaftliche Aspekte

Dazu kommt das Gefühl, von der Gesellschaft nicht wirklich anerkannt zu sein. Katharina Gröning sieht die Ursache für den Mangel an Anerkennung darin, dass das christlich geprägte Leitbild der charismatisch-engelsgleichen Schwester durch eine „Kunden"-Orientierung ersetzt wurde (Gröning 2001). Manche Pflegefachpersonen fühlen sich, als würden sie für andere die „Drecksarbeit" erledigen, wie Fortbildungsteilnehmerinnen es formulierten.

Laut einer qualitativen Studie aus England fühlen sich in besonderer Weise Pflegefachpersonen, die in der Psychiatrie arbeiten, stigmatisiert und schämen sich für diese Arbeit (Jones & Crossley 2012). Sie arbeiten mit einer gesellschaftlich stigmatisierten, an den Rand gedrängten Gruppe und fühlen sich selbst so. Beide, Pflegefachpersonen und Klientinnen in der Psychiatrie, empfinden Scham, so die Autoren.

27 In einer vom DBfK durchgeführten Studie (2008-2009) zur Frage: „Wie sieht es im Pflegealltag wirklich aus? Fakten zum Pflegekollaps." *http://www.dbfk.de/wDefault/download/download/Abschlussbericht-Wie-sieht-es-im-Pflegealltag-wirklich-aus___.pdf* (Zugriff 23.03.2014).

In der Studie zum Thema Würde und Scham in der Pflege (Immenschuh, 2020) wurde deutlich, dass der Grund dafür, dass die wirkliche Anerkennung für die überall als wichtig propagierte Pflege- und Versorgungsarbeit ausbleibt, auch darin zu suchen ist, dass wir gesellschaftlich Alter, Behinderung, Krankheit und Tod an den Rand drängen. Möglicherweise bedingt diese Verdrängung, welche Ressourcen wir bereitzustellen gewillt sind für die Versorgung von Mitmenschen, die Hilfe brauchen. Vielleicht geht es nicht um die Quantität der Ressourcen, sondern um die richtigen Ressourcen. Was diese sind, finden wir nicht heraus, wenn wir ausschließlich dem Primat der Wirtschaft, von Gewinn und Verlust, folgen. Gesellschaftliche Rahmenbedingungen zu sichern ist unser aller Aufgabe.

Weitergabe von Scham

Bei Pflegefachpersonen können Schamgefühle zum einen aus der Arbeit mit Klientinnen entstehen. Sie können zum anderen aber auch durch Rahmenbedingungen verursacht und durch gesellschaftliche Projektionsmechanimen hervorgerufen werden. Eine Gesellschaft entledigt sich ihrer Schamgefühle, indem diese auf Pflegefachpersonen „weitergegossen“ und sie so zu Trägern der Scham gemacht werden. Am Anfang des Buches haben wir auf dieses Phänomen gesellschaftlicher Projektion bereits hingewiesen.

Die Gefahr, dass Pflegefachpersonen ihrerseits Schamgefühle an Schwächere weitergeben, ist groß. So bezeichneten in der Studie von Karen Sanders und Kollegen Pflegefachpersonen ihre Klientinnen in der Ambulanz als „rubbish“, also Abfall (Sanders u. a. 2011, S. 89). Sie projizierten damit ihre eigenen Gefühle von Verletzlichkeit und körperlicher Unzulänglichkeit auf Schwächere und Verletzlichere und entlasteten sich damit von der eigenen Bürde. Anstatt bewältigt zu werden, wird Scham auf diese Art und Weise weitergegeben.

Gestaltung eines würdigen Pflegeklimas

Der Mechanismus der Weitergabe von Scham kann unterbrochen werden, wenn die Pflege in einem Klima der Anerkennung, des Schutzes, der

Zugehörigkeit und der Wahrung von Integrität stattfindet. Wir möchten ein paar Anregungen geben, wie dieses Klima konkret geschaffen werden kann:

Grundbedürfnis nach Anerkennung

— Anerkennung für Pflegefachpersonen drückt sich sichtbar in der Gestaltung von Einrichtungen aus, in denen Pflege geleistet wird. Temperatur, Farben, schön gestaltete Aufenthalts- und Pausenräume, in die sich Pflegefachpersonen zurückziehen können, wenn sie eine anstrengende Pflegesituation bewältigt haben, sind sichtbare Zeichen von Anerkennung. Angenehm gestaltete Arbeits- und Besprechungsräume und klare Pausenregelungen gehören auch dazu.

— Anerkennung drückt sich auch hörbar aus: in einer wertschätzenden Sprache, in einem kollegialen Umgangston, in Aufmerksamkeiten, beispielsweise zum Geburtstag. Anerkennung bedeutet, dass die Mitarbeitenden von ihrer Leitung nach dem Befinden gefragt werden; dass sie Wertschätzung und Lob erfahren, auch in Form öffentlich gemachter Anerkennung, wie es ein Foto (siehe re.)[28] aus einer US-amerikanischen Einrichtung zeigt.

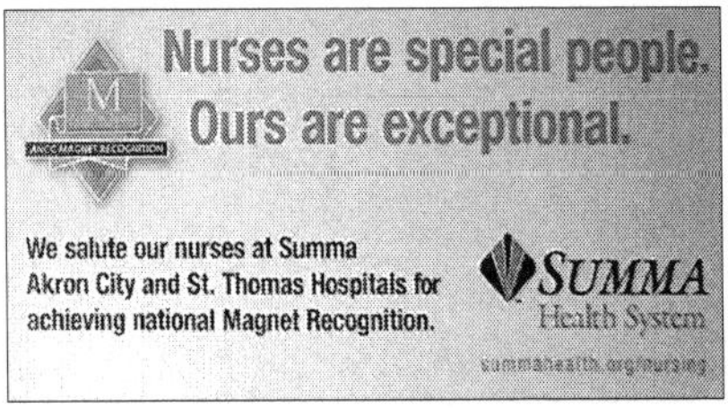
Nurses are special people.
Ours are exceptional.
We salute our nurses at Summa Akron City and St. Thomas Hospitals for achieving national Magnet Recognition.
SUMMA
Health System

— Wertschätzung und Lob werden erst wirksam, wenn gleichzeitig eine Konfliktkultur gelebt wird. Wenn Menschen zusammenarbeiten, ist es unvermeidbar, dass auch Konflikte entstehen. Diese anzusprechen, zu bearbeiten und zu lösen, ist eine Grundvoraussetzung dafür, dass ein Klima der Anerkennung und Wertschätzung entstehen kann.

— Anerkennung von Arbeit wird auch in der Möglichkeit zur Partizipation ausgedrückt. In Zielvereinbarungs- und Mitarbeiterinnengesprächen

28 Übersetzt lautet der Text sinngemäß: „Pflegefachpersonen sind besondere Menschen. Unsere sind außergewöhnlich. Wir bewundern unsere Pflegefachpersonen der Summa Akron City und St. Thomas Kliniken für das Erreichen der Magnet Auszeichnung.“ Privates Foto (U.I.) aus dem Akron City Hospital, Intensive Care Unit, aufgenommen im März 2013.

können erreichte Erfolge gelobt und neue Entwicklungsmöglichkeiten vereinbart werden. „Kreativität in der Pflege fördern und zulassen", empfinden Pflegefachpersonen als Anerkennung ihrer Kompetenz, wie es ein Fortbildungsteilnehmer formulierte.

— Pflegefachpersonen können für ihre eigene Anerkennung sorgen. Das beginnt in der täglichen Arbeit, indem jede Pflegefachperson selbst ihre Arbeit anerkennt. Es setzt sich fort in der gegenseitigen Anerkennung und Wertschätzung unter Kolleginnen und Kollegen, die sich über Pflegeerfolge freuen und diese auch deutlich machen, zum Beispiel in hausinternen Zeitungen.

Grundbedürfnis nach Schutz

— Für ihren Schutz sorgen professionelle Pflegefachpersonen und pflegende Angehörige, indem sie Pausen einhalten, sich Erholung zugestehen (und sie auch einfordern) und damit sowohl dem Burn-out als auch dem „coolout", der emotionalen Erstarrung, vorbeugen. Oder indem sie sich für die Möglichkeit der Supervision oder andere Formen professioneller Reflexion ihrer Arbeit einsetzen.

— Manche Leitbilder versprechen eine Pflege, die gar nicht durchführbar ist. Zu hohe Ideale können jedoch dazu führen, dass die Beschäftigten frustriert und demotiviert werden. Vorgesetzte und Träger von Einrichtungen können viel dafür tun, dass die personellen, institutionellen und strukturellen Bedingungen geschaffen werden, die es braucht, um die formulierten Ziele zu erreichen. Das bedeutet, für genügend Personal mit der richtigen Qualifikation, für angemessene räumliche Bedingungen und für klare Strukturen zu sorgen.

— Zum Schutz der Pflege braucht es seitens der Politik eine Gesetzgebung, welche das Engagement von pflegenden Angehörigen fördert und belohnt.

— Zum Schutz der professionell Pflegenden braucht es Vorbehaltsaufgaben für Pflegefachpersonen, damit sie Verantwortung für ihre Aufgaben übernehmen können.

Grundbedürfnis nach Zugehörigkeit

— Zugehörigkeit wird uns in unserer Gesellschaft gerade dann entzogen, wenn wir sie am nötigsten brauchen (Marks 2010): wenn wir einen Fehler gemacht haben, gescheitert sind, uns „blamiert" haben. Wir brauchen in der Pflege eine Fehlerkultur, die den Pflegefachpersonen und den pflegenden Angehörigen die Zugehörigkeit nicht entzieht, gerade wenn sie gescheitert sind. Sie brauchen die Solidarität der Kolleginnen und Vorgesetzten, Gesprächsangebote, Hilfe bei der Klärung von Ursachen und bei den Maßnahmen, die zur Entlastung getroffen werden können.
— Wenn Schamgefühle besprochen werden, braucht es ein Klima, in dem alle Gefühle erlaubt sind und in dem niemand ausgeschlossen wird, weil er oder sie sich öffnet. Das mag einfach klingen, kann aber im konkreten Falle schwierig werden: wenn beispielsweise eine Kollegin aggressive oder sexuelle Fantasien anspricht, die bei den Zuhörern so extreme Scham auslösen, dass diese in Abwehr gehen. Die Abwehr könnte in diesem Fall darin bestehen, die Kollegin auszugrenzen, vielleicht um sich mit den eigenen abgewehrten Fantasien nicht auseinandersetzen zu müssen. In solchen Situationen kann jede Pflegefachperson dazu beitragen, dass niemand ausgeschlossen wird. Jede Beteiligte kann sich fragen, was bei ihr den ausgrenzenden Impuls hervorruft, was das mit ihr selbst zu tun hat.

Grundbedürfnis nach Integrität

— Wenn sich Pflegefachpersonen berufspolitisch engagieren oder wenn sie zumindest einer Pflegeorganisation oder der Gewerkschaft beitreten, tragen sie dazu bei, die Bedingungen für die Pflege zu verändern – wer sonst sorgt für die Verbesserungen der Rahmenbedingungen? Sie erheben ihre Stimme und schützen damit ihre Integrität: die eigene Stimme zu erheben ist allemal gut für die eigene Integrität – ganz unabhängig davon, wie unmittelbar sichtbar der Erfolg des Engagements eintreten mag.
— Pflegende müssen zu skandalösen Artikeln in den Medien nicht schweigen. Stattdessen können sie z. B. in Leserbriefen ihre Meinung kundtun und den gesellschaftlichen und persönlichen Beitrag der Pflege darstellen. Alle im Gesundheitswesen Tätigen können über Leserbriefe, in Po-

diumsdiskussionen und so weiter die gesellschaftliche Reflexion darüber anregen, welche Versorgung von Menschen im Alter, Krankheit oder Behinderung wir in unserer Gesellschaft wollen.

— Integrität zu wahren, Menschen zu ermöglichen, ihren eigenen Werten treu zu bleiben, bedeutet, ethische Reflexionen anzuregen und zu führen. Pflegende Angehörige können beispielsweise ihre Überforderung aussprechen. Zusammen mit anderen, ob Angehörigen, anderen pflegenden Angehörigen, Beraterinnen, Pflegefachpersonen und anderen Berufsgruppen, können sie nach Ursachen für ihre Überforderung, nach Alternativen und Entlastungsmöglichkeiten suchen und diese ausprobieren. Pflegefachpersonen können sich in ihrem Arbeitsbereich für die Einrichtung von ethischen Fallbesprechungen engagieren. Institutionen können Ethikkommissionen schaffen.
  Integrität zu wahren, bedeutet auch, anderen Menschen zu ermöglichen, ihren Werten entsprechend zu leben, das heißt Angebote bereitzustellen, damit Menschen möglichst lange und umfassend zu Hause versorgt werden können, wenn sie dies möchten; oder unterschiedliche Wohnangebote vorzuhalten für unterschiedliche Bedürfnisse nach einer stationären oder teilstationären Unterbringung.
  Für eine ausreichende Personalausstattung in den Einrichtungen zu sorgen, ist eine Aufgabe, die Leitungskräften, Trägern von Einrichtungen sowie Politikerinnen und Politikern zukommt. Ausreichend geeignetes Personal zu beschäftigen, ist eine Voraussetzung dafür, dass Pflegefachpersonen entsprechend ihrem Berufsethos arbeiten und damit ihre Integrität wahren können.

Die Tatsache, dass die gesellschaftlichen Bedingungen für die Pflege immer schwieriger werden, können Pflegefachpersonen und Institutionen alleine nicht verändern. Aber sie können an der notwendigen Veränderung mitwirken.

Zum Abschluss

Würde und Scham und Pflege gehören zusammen. Dabei gehen wir von einem differenzierten Verständnis von Würde aus. Sie drückt sich in den vielen täglichen scheinbaren „Kleinigkeiten“ aus, aus denen Pflege auch besteht: beispielsweise dafür zu sorgen, dass die Klientin ihr Lieblingsessen bekommt oder dass der Sterbende noch ein letztes Mal die Menschen sehen kann, die er liebt; eine pflegebedürftige Angehörige darin zu unterstützen, dass sie für sie sinnvollen Beschäftigungen nachgehen kann; den Speichel vom Mund eines Klienten mit Halbseitenlähmung abzuwischen, bevor der Besuch hereinkommt … Die Liste ist unendlich.

Mit solchen scheinbar kleinen Handlungen kann es gelingen, Scham zu mindern: so etwa die Scham über den herabhängenden Mundwinkel an der gelähmten Seite und den Speichelfaden, den man nicht fühlen kann; die Scham, vieles nicht mehr selbst tun zu können und auf andere angewiesen zu sein; die Scham darüber, dass eine alte Streitigkeit noch nicht beseitigt ist und man nicht weiß, wie man vor seinem Tod noch Frieden schließen kann.

Noch einmal: Es geht uns nicht darum, die Scham „weg“ zu machen, sondern im Gegenteil sie zu unserer Begleiterin werden zu lassen. Denn sie ist die „Wächterin“ der menschlichen Würde, wie Leon Wurmser schreibt (Wurmser 1997, S. 74). Scham zeigt uns an, wenn es für einen würdigen Umgang miteinander nötig ist, Grenzen zu schützen, Intimität zu wahren, Anerkennung zu geben, jemandem zu vermitteln, „du gehörst dazu, du bist es wert“, oder die eigenen Werte nicht zu verletzen.

Es geht uns nicht darum, Scham zu vermeiden, es geht uns darum, sich und den Klientinnen und Klienten überflüssige Scham zu ersparen. Das ist nicht immer einfach. Einerseits bringt jeder Mensch seine eigene Schamgeschichte mit, die teilweise unbewusst ist. Andererseits kann unbewusste, abgewehrte Scham wiederum bei anderen Schamgefühle auslösen, beispielsweise wenn ein Menschen beschimpft, bespuckt, wie Luft behandelt, ausgeschlossen, arrogant behandelt wird und so weiter.

Die eigene Schamgeschichte zu kennen und zu akzeptieren, kann dazu führen, dass wir mit der Scham bewusster umgehen: mit der eigenen und dann auch mit der Scham anderer, der Klientinnen und Klienten sowie der Angehörigen. Wir haben in diesem Buch viele Hinweise darauf gegeben, was wir meinen, wenn wir davon sprechen, mit der eigenen Scham bewusst umzugehen und überflüssige Scham in der Pflege zu vermeiden. Auch diese Liste ist nicht erschöpfend.

Wichtig ist uns, dass Pflegefachpersonen

1. für ihre eigene Würde sorgen können
2. die Pflegebeziehung und den Prozess des „undoing shame“ (siehe S. 88ff.) aktiv mitgestalten können
3. die Rahmenbedingungen von Pflege mit beeinflussen können.

Diese drei Dimensionen können nicht getrennt voneinander betrachtet werden. Die Selbstsorge setzt voraus, dass in der Begegnung mit anderen die eigenen Grenzen deutlich werden. Die Grenzen in der Begegnung wahren zu können, setzt aber umgekehrt ebenfalls Selbstsorge voraus. Beides wiederum wird beeinflusst von den Rahmenbedingungen und umgekehrt: der Umgang mit sich selbst und die Beziehungen in der Pflege beeinflussen auch wieder die Rahmenbedingungen. Es hängt also alles zusammen.

Es war uns auch wichtig darzustellen, dass der Zusammenhang von Würde und Scham und Pflege nicht getrennt von gesellschaftlichen Rahmenbedingungen gesehen werden kann. Unsere Gesellschaft wird beherrscht von einem Ideal, wonach wir jung, gesund, fit, immer potent, erfolgreich, selbst-optimiert, schön, schlank, gut gelaunt, faltenfrei und so weiter zu sein haben. Durch dieses Ideal werden Krankheit, Gebrechen, Alter, das Angewiesen-Sein auf andere abgewertet. Diese gesellschaftliche Haltung wirkt sich direkt auf die Bedingungen aus, unter denen Pflege geleistet wird – im häuslichen wie im institutionellen Bereich. Wie Würde und Scham und Pflege gestaltet werden können, ist darum nicht alleine eine Frage der Qualifikation von Pflegefachpersonen oder der Gestaltung von Institutionen. Es ist auch eine gesellschaftliche Frage.

Insofern haben wir in diesem Buch einen weiten Bogen gespannt. Im Hinblick auf die Entstehung von Scham und den Umgang mit ihr ist er zwar stark am Individuum und dem unmittelbaren Miteinander orientiert, er kann aber nicht ohne die gesellschaftlichen und damit auch nicht ohne die politischen Rahmenbedingungen gedacht werden.

Zum Abschluss möchten wir auf das Bild von der Scham als einer Flüssigkeit zurückkommen. Die Flüssigkeit fließt in einen Becher. Wir Menschen sind als Gefäße unterschiedlich weit, unterschiedlich tief. Das Maß an Scham, das wir jeweils (aus-)halten können, ist daher unterschiedlich. In der Pflege ist es unvermeidbar, dass Schamgefühle ausgelöst werden – bei den Klientinnen und Klienten genauso wie bei denen, welche die Hilfe leisten. Wir stellen uns die Pflegesituation als einen „Raum" vor, in dem die Scham sein darf: wie ein großes Gefäß, in dem Schamgefühle nicht abgewehrt werden müssen, sondern anerkannt und gewürdigt werden als unverzichtbarer Bestandteil des Menschseins.

Literatur

Bastian, Till & Hilgers, Micha (1990). Kain. Die Trennung von Scham und Schuld am Beispiel der Genesis. In: Psyche 44, S. 1100–1112.

Bauer, Joachim (2005). Warum ich fühle, was du fühlst. Intuitive Kommunikation und das Geheimnis der Spiegelneuronen. Hamburg: Hoffmann und Campe.

Beine, Karl H. (2007). Morden gegen das Leiden. Tötungsserien in Krankenhäusern und Heimen. *https://www.aerzteblatt.de/download/files/2007/08/x0000125713.pdf* (Zugriff am 21.01.2014)

Bradshaw, John (2006). Wenn Scham krank macht. Verstehen und Überwinden von Schamgefühlen. München: Knaur.

Casals, Pablo (1971). Licht und Schatten auf einem langen Weg. Frankfurt am Main: S. Fischer.

Collodi, Carlo (1990). Pinocchio. Wien: Carl Ueberreuter.

Crawford, Robert (1984). The boundaries of the self and the unhealthy other: Reflections on health, culture and AIDS. In: Social Science & Medicine 38 (10), S. 1347–1365.

Cyrulnik, Boris (2011). Scham. Im Banne des Schweigens – Wenn Scham die Seele vergiftet. Hünfelden: Präsenz Kunst & Buch.

Domin, Hilde (2011). Sämtliche Gedichte. Hrsg. von Nikola Herweg & Melanie Reinhold. Frankfurt am Main: S. Fischer (5. Aufl.).

Fischer, Gottfried & Riedesser, Peter (1998). Lehrbuch der Psychotraumatologie. München: Ernst Reinhardt.

Frankenberger, Annette (2011). Wertschätzung. Auswege aus Scham- und Schuldgefühlen. Vortrag im Rahmen der Tagung „Scham, das tabuisierte Gefühl". Evangelische Akademie Bad Herrenalb, 20.11.2011.

Gathmann, Peter & Paul, Martina (2009). Narziss Goebbels. Eine psychohistorische Biographie. Wien: Böhlau.

Gröning, Katharina (2001). Entweihung und Scham. Grenzsituationen in der Pflege alter Menschen. Frankfurt am Main: Mabuse-Verlag (3. Aufl.).

Haarer, Johanna (1934). Die deutsche Mutter und ihr erstes Kind. Berlin: J. F. Lehmanns.

Haarer, Johanna (1987). Die Mutter und ihr erstes Kind. München: Carl Gerber.

Haarmann, Claudia (2005). Unten rum. Die Scham ist nicht vorbei. Köln: Innenwelt.

Heimerl, Birgit (2006): Choreographie der Entblößung: Geschlechterdifferenz und Personalität in der klinischen Praxis. In: Zeitschrift für Soziologie 35 (5), S. 372–391.

Henslin, James M. & Biggs, Mae A. (1993). The Sociology of the Vaginal Examination. In: Henslin, James M. (1993). Down to earth sociology. New York: Free Press (7. Aufl.).

Hicks, K. Madalyn & Hinck, Susan M. (2008). Concept analysis of self-mutilation. In: Journal of Advanced Nursing 64 (4), S. 408–413.

Hilgers, Micha (2012). Scham. Gesichter eines Affekts. Göttingen: Vandenhoeck & Ruprecht (4. Aufl.).

Hirsch, Rolf D. (2005). Prävention statt Gewalt – Überforderung von Angehörigen verringern. In: Kerner, H.-J.; Marks, E. (Hrsg.): Internetdokumentation Deutscher Präventionstag. Hannover. *http://www.praeventionstag.de/html/GetDokumentation.cms?XID=111* (Zugriff 13.06.2014).

Honneth, Axel (2003). Kampf um Anerkennung. Frankfurt am Main: Suhrkamp.

Hosseini, Khalid (2003). Drachenläufer. Berlin: Berlin Verlag.

Immenschuh, Ursula (2008). „My Arm and Leg – They Are Just Sleeping". Perspectives of Younger People on Their Experience of Having a Stroke. Hannover: VDM Verlag Dr. Müller.

Immenschuh, Ursula (2013). Scham darf kein Tabu sein. In: Caritas-Mitteilungen der Erzdiözese Freiburg 4, S. 10–11.

Immenschuh, Ursula (2020): Unerhörte Scham in der Pflege. Über die Notwendigkeit einer unbeliebten Emotion. Frankfurt, Mabuse.

Jones, Alun & Crossley, David (2012). Shame and acute psychiatric care. In: Mental Health Practice 16 (4), S. 26–27.

Kächele, Horst (1970). Der Begriff „psychogener Tod" in der medizinischen Literatur. In: Zeitschrift für Psychosomatische Medizin und Psychoanalyse 16, S. 105–129 und S. 202–222.

Kästner, Erich (2006). Das fliegende Klassenzimmer. Hamburg: Dressler.

Kellner, Anne (2011). Von der Selbstlosigkeit zur Selbstsorge. Eine Genealogie der Pflege. Berlin: LIT Verlag.

Kistner, Anna (2013). Ohren zu und durch. In: Der Spiegel 14, S. 42f.

Knopf, Dagmar (2006). Werden verunsicherte Männer zu Machos? In: Psychologie heute 1, S. 12.

Landweer, Hilge (1999). Scham und Macht. Phänomenologische Untersuchungen zur Sozialität eines Gefühls. Tübingen: Mohr Siebeck.

Landweer, Hilge (2013). Scham – die Macht eines Gefühls. Vortrag im Rahmen der Tagung „Scham" an der Katholischen Stiftungsfachhochschule München am 22.11.2013. *http://www.ksfh.de/files/Landweer_Scham_München%2022%2011%202013.pdf* (Zugriff 17.01.2014).

Levi, Primo (1990). Die Untergegangenen und die Geretteten. München: Carl Hanser.

Lewis, Michael (1993). Scham. Annäherung an ein Tabu. Hamburg: Kabel.

Leyen, Ursula von der (2013). Ich habe mich oft geschämt. In: Süddeutsche Zeitung Magazin 28. *http://sz-magazin.sueddeutsche.de/texte/anzeigen/40161/ich-habe-mich-oft-geschaemt-dass-mein-eigener-Vater-so-vertrottelt-und-sich-so-veraendert* (Zugriff 05.05.2014).

Lietzmann, Anja (2003). Theorie der Scham. Eine anthropologische Perspektive auf ein menschliches Charakteristikum. Tübingen (Dissertation).

Mariauzouls, Charles (1996). Psychophysiologie von Scham und Erröten. Zürich (Dissertation).

Marks, Stephan (2019). Die Würde des Menschen ist verletzlich. Ostfildern: Patmos (2. Aufl)

Marks, Stephan (2022). Warum folgten sie Hitler? Die Psychologie des Nationalsozialismus. Ostfildern: Patmos (6. Aufl.).

Marks, Stephan (2021). Scham – die tabuisierte Emotion. Ostfildern: Patmos (8. Aufl.).

Marks, Stephan (2013). Die Scham und der Nationalsozialismus. In: Küchenhoff, Joachim; Pfeiffer, Joachim; Pietzcker, Carl (Hrsg.). Scham. Freiburger literaturpsychologische Gespräche, Band 32, S. 203–211.

McFall, Linda & Johnson, Vanessa A. (2009). Shame. Concept Analysis. In: The Journal of Theory Construction & Testing 13 (2), S. 57–63.

Nathanson, Donald (1987). A timetable for shame. In: Nathanson, Donald (Hrsg.). The many faces of shame. New York: Guilford, S. 1-63.

Neckel, Sighard (1991). Status und Scham. Zur symbolischen Reproduktion sozialer Ungleichheit. Frankfurt am Main: Campus.

Nietzsche, Friedrich (1965). Die fröhliche Wissenschaft. Sämtliche Werke Bd. 5. Stuttgart: Alfred Kröner.

Panksepp, Jaak (2003). Neuroscience: Feeling the Pain of Social Loss. In: Science 302, S. 237–239.

Pernlochner-Kügler, Christine (2004). Ekel in der Pflege. Über den gesunden Umgang mit ungesunden Substanzen und einem negativen Gefühl. Vortrag gehalten auf der INTEGRA in Oberösterreich http://www.integra.at/files/Pernlochner.pdf (Zugriff 29.01.2014).

Pernlochner-Kügler, Christine (2010). Ekel und Scham bei der Arbeit mit dem menschlichen Körper. Norderstedt: GRIN Verlag.

Peters, Kathrin (2008). Zeichen der Scham. Fotografische Fallstudien um 1900. In: Frietsch, Ute; Hanitzsch, Konstanze; John, Jennifer; Michaelis, Beatrice (Hrsg.). Geschlecht als Tabu. Orte, Dynamiken und Funktionen der De/Thematisierung von Geschlecht. Bielefeld: transcript Verlag, S. 43–62.

Popp, Maximilian & Tietz, Janko (2013). Herzlich, äh, willkommen. In: Der Spiegel 50, S. 49–51.

Prengel, Annedore & Heinzel, Friederike (2003). Anerkennungs- und Missachtungsrituale in schulischen Geschlechterverhältnissen. In: Wulf, Christoph; Zirfas, Jörg (Hrsg.). Zeitschrift für Erziehungswissenschaft: Innovation und Ritual. Jugend, Geschlecht und Schule, Beiheft 2. Opladen: Leske + Budrich, S. 115–128.

pro familia (2005): Expertise Sexuelle Assistenz für Frauen und Männer mit Behinderungen. *http://www.profamilia.de/fileadmin/publikationen/Fachpublikationen/expertise_sexuelle_assistenz.pdf* (Zugriff 26.06.2014).

Riedel, Ingrid (1991). Hans mein Igel. Wie ein abgelehntes Kind sein Glück findet. Stuttgart: Kreuz (5. Aufl.).

Rushdie, Salman (1990). Scham und Schande. München: Piper.

Rutschky, Katharina (Hrsg.) (1977). Schwarze Pädagogik. Quellen zur Naturgeschichte der bürgerlichen Erziehung. Berlin: Ullstein.

Saint-Exupéry, Antoine de (2006). Der kleine Prinz. Düsseldorf: Karl Rauch (63. Aufl.).

Sanders, Karen; Pattison, Stephen & Hurwitz, Brian (2011). Tracking shame and humiliation in Accident and Emergency. In: Nursing Philosophy 12, S. 83–93.

Schäperkötter, Hans-Jörg (2006). Sexueller Kontakt zwischen Pflegenden und Patienten – ein Tabuthema? In: Psychiatrische Pflege heute 12, S. 198–204.

Schmid, Wilhelm (2004). Mit sich selbst befreundet sein. Von der Lebenskunst im Umgang mit sich selbst. Frankfurt am Main: Suhrkamp.

Schore, Allan (1998). Early Shame Experiences and Infant Brain Development. In: Gilbert, Paul; Andrews, Bernice (Hrsg.). Shame. Interpersonal Behavior, Psychopathology, and Culture. New York: Oxford University Press, S. 57–77.

Schüttauf, Konrad; Specht, Ernst & Wachenhausen, Gabriela (2002). Das Drama der Scham. Göttingen: Vandenhoeck & Ruprecht.

Selke, Stefan (2013). Schamland. Die Armut mitten unter uns. Berlin: Ullstein.

Sontheimer, Michael (2008). Jung, gut und unerwünscht. In: Der Spiegel 21, S. 52f.

Think Tank Vorbehaltsaufgaben (TT VA) & Deutsche Gesellschaft für Pflegewissenschaft e. V. (DGP), (2024) Vorbehaltsaufgaben der Pflege – Pflegewissenschaftliche und pflegerechtliche Grundlegung und Einordnung, Hrsg. Deutsche Gesellschaft für Pflegewissenschaft, Duisburg

Trunkenpolz Kathrin; Datler, Wilfried; Funder, Antonia & Nover-Reisner, Nina (2009). Von der Infant Observation zur Altersforschung: Die psychoanalytische Methode des Beobachtens nach dem Tavistock-Konzept im Kontext von Forschung. In: Zeitschrift für Individualpsychologie 34, S. 330–351.

Vázquez-Figueroa, Alberto (1989). Tuareg. München: Goldmann.

Waltz, Matthias (2004): Das Subjekt in der Verantwortung. Vortrag im Rahmen des Masterstudiengangs „International Management in Non-profit Oranizations". Katholische Hochschule, Freiburg. Als Print erhältlich bei U.I.

Weinblatt, Uri (2013). Scham und Schamregulation. Vortrag auf dem Kongress „Stärke statt Macht – Ermutigung in Bildung und Erziehung". Zürich, 16.11.2013.

Wettreck, Rainer (2001). Am Bett ist alles anders. Perspektiven professioneller Pflegeethik. Münster: LIT Verlag.

Wiedemann, Wolfgang (1996). Krankenhausseelsorge und verrückte Reaktionen. Das Heilsame an psychotischer Konfliktbewältigung. Göttingen: Vandenhoeck & Ruprecht.

Wiklander, Maria; Samuelsson, Mats & Asberg, Marie (2003). Shame reactions after suicide attempt. In: Scandinavian Journal of Caring Science 17, S. 293–300.

Wurmser, Leon (1997). Die Maske der Scham. Zur Psychoanalyse von Schamaffekten und Schamkonflikten. Berlin: Springer (3. Aufl.).

Wurmser, Leon (2007). Scham, Schamabwehr und tragische Wahrheit. In: Marks, Stephan (Hrsg.). Scham – Beschämung – Anerkennung. Berlin: LIT Verlag, S. 19–32.

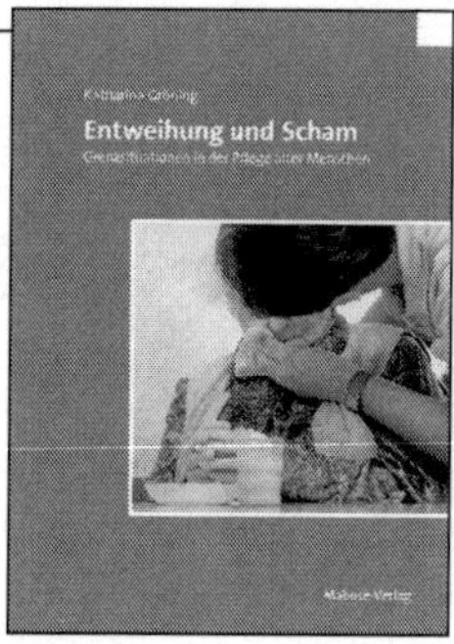
Entweihung und Scham

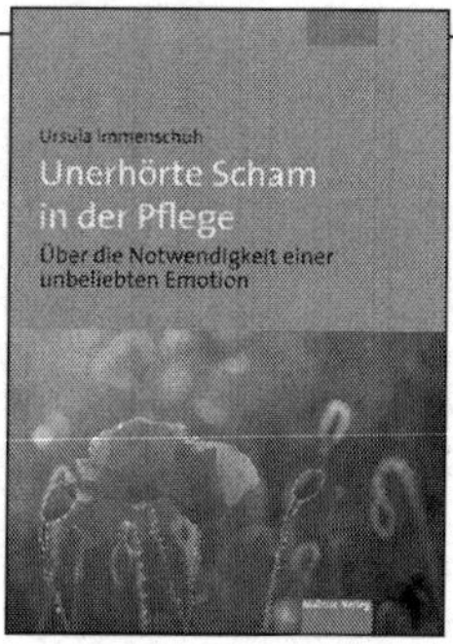
Ursula Immenschuh
Unerhörte Scham in der Pflege
Über die Notwendigkeit einer unbeliebten Emotion

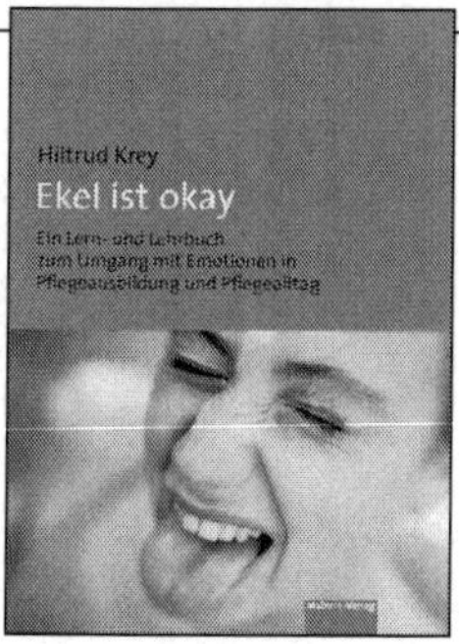
Hiltrud Krey
Ekel ist okay

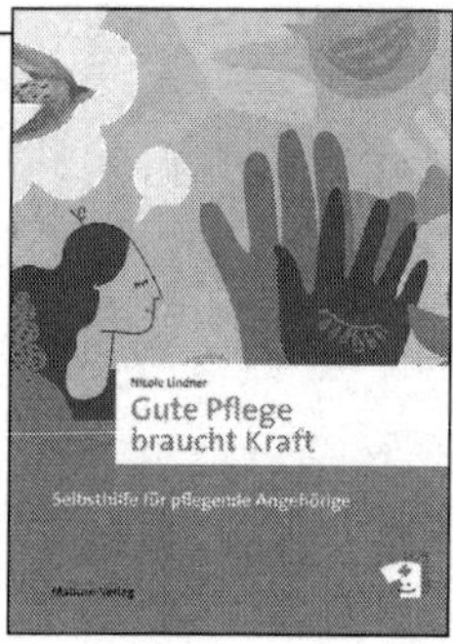

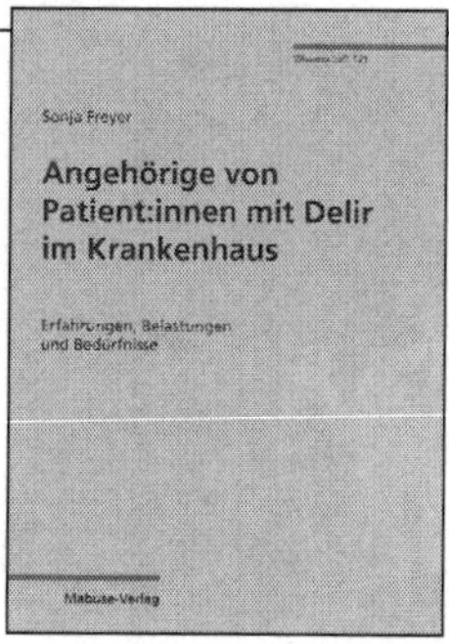

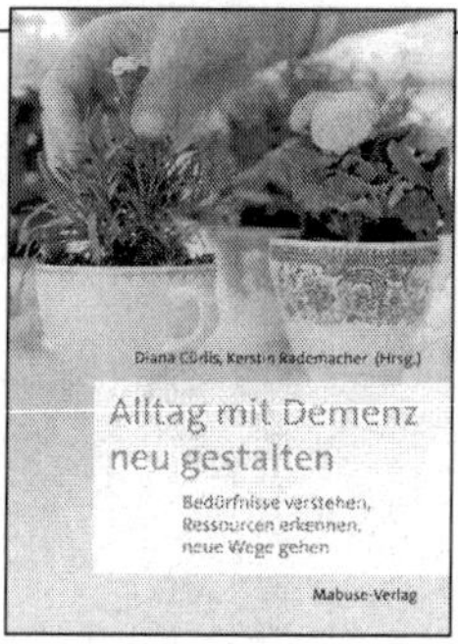

Nicole Lindner

Gute Pflege braucht Kraft

Selbsthilfe für pflegende Angehörige

2023, 180 S., 23 Euro
ISBN 978-3-86321-638-2

Dieser Ratgeber will Pflegende dabei unterstützen, den liebevollen persönlichen Einsatz für einen alten Menschen beizubehalten und sich und die eigene Gesundheit trotzdem nicht zu vergessen. Er enthält viele Beispiele und Tipps aus der Praxis sowie spannende Hintergrundinfos zur Methode der Biografiearbeit, welche in der Altenpflege bereits seit Jahren erfolgreich eingesetzt wird. Am Ende steht das Ziel, die Lebensqualität für alle Familienmitglieder hoch zu halten.

Sonja Freyer

Angehörige von Patient:innen mit Delir im Krankenhaus

Erfahrungen, Belastungen und Bedürfnisse

2023, 193 S., 32 Euro
ISBN 978-3-86321-635-1

Das Delir zählt bei älteren Menschen zu den häufigsten Komplikationen während eines Krankenhausaufenthaltes. Die Auswirkungen des akuten Verwirrtheitszustands betreffen nicht nur die Patient:innen selbst, sondern auch ihre Angehörigen. Sonja Freyer geht in diesem Buch u. a. der Frage nach, was Angehörigen in dieser Situation geholfen hat. Daraus leitet sie Empfehlungen für die Pflegepraxis ab.

Diana Cürlis, Kerstin Rademacher (Hrsg.)

Alltag mit Demenz neu gestalten

Bedürfnisse verstehen, Ressourcen erkennen, neue Wege gehen

2024, 187 S., 25 Euro
ISBN 978-3-86321-651-1

Kreative Lösungen sind gefragt, um das Wohlbefinden von Menschen mit Demenz zu fördern und den Lebensalltag zu erleichtern. Pflegende Angehörige und Fachkräfte können selbst aktiv werden und zusammen mit der erkrankten Person kl. Alltagshilfen, sog. „DemenzDinge", gestalten. Neben Übungen und Hintergrundwissen vermittelt das von einem multiprofessionellen Team entwickelte Praxisbuch partizipative Methoden der Gestaltung.

Jetzt beim Mabuse-Buchversand kaufen!

– Jedes lieferbare Buch portofrei innerhalb Deutschlands –

www.mabuse-buchversand.de

Mabuse-Verlag